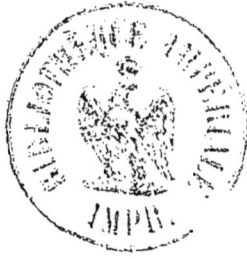

OBSERVATIONS ET RÉFLEXIONS

SUR LES

ANÉVRYSMES

DE LA PORTION ASCENDANTE ET DE LA CROSSE DE L'AORTE.

OBSERVATIONS

ET RÉFLEXIONS

SUR LES ANÉVRYSMES

DE LA PORTION ASCENDANTE

ET DE LA CROSSE DE L'AORTE,

PAR

J" DUBRUEIL,

Professeur à la Faculté de médecine de Montpellier, Membre
correspondant de l'Académie royale de médecine, Officier de
la Légion d'honneur, etc.

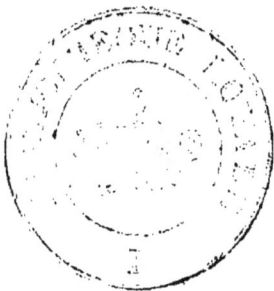

———◦○◦———

MONTPELLIER,

J. MARTEL AÎNÉ, IMPRIMEUR DE LA FACULTÉ DE MÉDECINE,

près de la place de la Préfecture, 10.

1841

OBSERVATIONS ET RÉFLEXIONS

SUR LES

ANÉVRYSMES

DE LA PORTION ASCENDANTE ET DE LA CROSSE DE L'AORTE.

———

Livré depuis long-temps à l'enseignement de l'anatomie, nous nous sommes imposé, dans nos cours, l'obligation de joindre à l'histoire des organes considérés dans l'état sain celle de ces mêmes organes à l'état morbide. Cette méthode nous a permis de recueillir de nombreux matériaux d'anatomie patho-logique, parmi lesquels nous comptons des anévrysmes de l'aorte thoracique. La plupart des faits que nous publions aujourd'hui sont peut-être rendus complets par l'observation clinique; sans elle, les seules descriptions anatomiques, malgré leur pré-cision, restent parfois stériles; l'observation clinique les féconde ; et n'est-ce point, d'ailleurs, après avoir épuisé les conséquences d'une masse de faits identiques, que le raisonnement conduit à la généralisation, sans laquelle on ne saurait concevoir de science? « Les faits, dit un de nos publicistes les plus éminents, sont maintenant, dans l'œuvre intellectuelle, la puissance en crédit. » Mais, nous le demandons, la médecine, par exemple, n'est-elle pas autant dans l'esprit qui interprète, juge les faits, que dans ceux-ci eux-mêmes? Ils ne deviennent significatifs qu'à la condition de pouvoir se formuler en axiomes scientifiques.

C'est aux travaux contemporains sur l'anatomie pathologique du système artériel ; c'est grâces à notre Laënnec, qui a montré combien l'éducation du sens de l'ouïe pouvait fournir un précieux moyen d'investigation; c'est, enfin, aux progrès que l'art d'ausculter a faits depuis ce médecin célèbre, que l'on doit de parvenir, dans certaines circonstances, à diagnostiquer les anévrysmes de l'aorte thoracique, non proéminents à l'extérieur. Avant la découverte de l'auscultation, on pouvait deviner, mais rarement encore, les anévrysmes de l'aorte ascendante ; aujourd'hui, on arrive assez sûrement à leur connaissance. Loin de nous la pensée de méconnaître la trop fréquente léthalité de semblables affections ! Cependant, l'art ne semble-t-il pas de nos jours moins fatalisé, en ce sens que, plus_tôt et plus sûrement reconnu, le mal peut être arrêté, pallié, sinon guéri?

Nous divisons ce Mémoire en deux parties :

La première sera consacrée à des observations et à des réflexions sur des anévrysmes de l'aorte ascendante (1). Dans la deuxième, nous rapporterons des cas d'anévrysmes de la crosse aortique, mentionnant des exemples d'anévrysmes des mêmes régions de l'artère, reconnus seulement après la mort, et qui, durant la vie, n'avaient occasionné aucun accident pouvant faire soupçonner leur existence.

Anévrysme de la portion ascendante de l'aorte ; rupture dans le péricarde ; hypertrophie concentrique du ventricule gauche du cœur.

Un porte-faix, âgé de 52 ans, célibataire, tempérament sanguin, taillé élevée, embonpoint, vivait habituellement dans l'intempérance. En juillet 1837, il réclame nos conseils pour de légères et passagères atteintes de dyspnée, qu'il assure n'éprouver que depuis quelques mois, surtout à la suite de fatigues et d'excès de boisson. La face est animée, l'œil brillant, et la surexcitation

---

(1) Si la division de l'aorte thoracique, en ascendante ou péricardique, et en crosse, est toute artificielle, considérée au point de vue de l'anatomie graphique, elle devient de quelque utilité sous le rapport pathologique, en indiquant des limites que respecte parfois la maladie.

vasculaire intense (saignée du bras, petit-lait nitré, pédiluves sinapisés). Nous perdons cet homme de vue, quand, cinq mois après, il se représente à nous, mais tellement changé qu'il est méconnaissable : pâle, amaigri, ses traits peignent l'anxiété. Il demande quelque moyen pour calmer ce qu'il appelle son asthme, et toujours il accuse, au côté droit du thorax, vers l'articulation synchondrosternale des trois côtes qui suivent la première, une douleur profonde et tout à la fois aiguë : c'est comme, dit-il, si une main de fer l'étreignait. Le coucher sur le dos est pénible et ne peut être longtemps supporté. La position verticale, avec inclinaison du tronc en avant, est l'attitude habituelle du malade. La nuit il se place sur son séant, et c'est ainsi que, parfois, il essaie de dormir, mais d'un sommeil sans cesse interrompu par l'imminence de suffocation ou par des rêves effrayants. La poitrine percutée donne un son mat aux régions supérieure, antérieure et moyenne, tandis qu'elle est sonore à gauche. Les battements du cœur, obscurs, réguliers, se font sentir dans une plus grande étendue que de coutume. L'auscultation médiate et l'immédiate donnent la sensation du double bruit du cœur, moins perceptible qu'il ne l'est ordinairement. Le premier a perdu de sa force et de son éclat ; il est comme étouffé et sourd. Le silence, placé entre les deux battements du cœur, ne se distingue, lors de l'agi-

tation du malade, qu'avec une grande attention.
Au tic-tac du cœur succède soudainement un bruit
simple, ressenti au côté droit de la poitrine, dans
la région correspondante aux trois ou quatre côtes
qui suivent la première, et surtout vers la partie
cartilagineuse de ces arcs. C'est, à n'en pas douter,
le bruit de soufflet que l'on distingue, et même
plus prononcé que celui du cœur; cependant il
présente chez ce sujet quelque chose de caverneux,
qu'il n'a pas, par exemple, dans les cas de rétrécissement auriculo-ventriculaire. Il y a absence
complète de frémissement cataire et de mouvement
vibratoire. Nous multiplions, nous varions les
moyens d'auscultation, et toujours l'oreille est
frappée d'un troisième bruit, plus marqué quand
l'individu est agité, bruit isochrone aux pulsations
du pouls. Il est une circonstance que nous devons
signaler: quand le malade s'efforce de monter les
marches d'un escalier, ou qu'il agit avec quelque
vivacité, aussitôt le bruit qui succède à celui du
cœur devient plus retentissant et se propage au côté
droit du sternum, au point même de masquer le
bruit respiratoire. C'est après quelques instants
de repos que le bruit anévrysmal s'évanouit. La
respiration s'entend presque partout; néanmoins,
à la base du poumon droit, le murmure respiratoire est faible. Quant au pouls, vibrant, sans
intermittence, ses pulsations varient de 78 à 80

par minute. Les fonctions digestives sont peu altérées. Nous diagnostiquons un anévrysme de l'aorte
ascendante, avec hypertrophie du ventricule gauche. Une saignée du bras, des préparations de
digitale, un look avec quelques gouttes d'eau de
laurier-cerise calment les accidents. Toutefois la
constriction du thorax persiste, et le malade est
menacé de suffocation au moindre mouvement.
Douze jours après la phlébotomie, il éprouve les
symptômes d'un catarrhe pulmonaire aigu, rappelant avec une nouvelle intensité les premiers accidents. Notre homme demande une saignée générale
que l'état de faiblesse contre-indique. Dix sangsues
sont placées sur la région précordiale. Une syncope
prolongée oblige d'arrêter le sang, dont l'écoule-
ment a été peu abondant. A six jours de distance,
le sujet meurt subitement au moment où il quitte
son lit pour essayer ses forces.

L'ouverture du corps a eu lieu trente heures
après le décès. Le cadavre offre des signes de putré-
faction commençante. Les poumons sont sains ; le
droit est refoulé en arrière. Le péricarde, énormé-
ment distendu, a une couleur bleue ardoisée ; l'in-
cision de ce sac fibro-séreux met à découvert une
masse sanguine, occupant toute sa cavité. La quantité du sang épanché est évaluée à une livre et
demie. A la distance de vingt-cinq millimètres environ des valvules sygmoïdes aortiques, et à la

partie antérieure de la portion ascendante de l'aorte, existe une tumeur anévrysmale, égalant le volume d'une pomme reinette. Vers la partie inférieure et droite, on aperçoit une déchirure assez large, surtout en dedans du vaisseau, pour admettre l'extrémité du doigt auriculaire. La membrane interne, de couleur rouge écarlate, résultat d'imbibition sanguine plutôt que d'artérite, manque au pourtour de l'ouverture anévrysmale. La tunique moyenne, ou jaune élastique, est aussi détruite au voisinage de la rupture, mais dans une moins grande étendue que la précédente. L'aspect de ces deux membranes, en dessus et en dessous de la perforation, témoigne d'une altération ancienne; ainsi la déchirure va se rétrécissant de dedans en dehors. Disons que l'aspect des membranes artérielles annonce leur mode de destruction et la résistance que, d'après leur nature, elles ont opposée à la force impulsive du sang. C'est ainsi que la celluleuse, renforcée par le repli fibreux du péricarde, qui recouvre les vaisseaux aboutissant au cœur, et en partant, constitue la poche anévrysmale, alors que les tuniques interne et moyenne sont détruites depuis un temps plus ou moins éloigné, et que la rupture récente de l'extérieure a instantanément entraîné la mort. L'intérieur de l'aorte correspondant à l'anévrysme est occupé par des couches fibrineuses, stratifiées, dont les plus extérieures présentent l'aspect de chairs pendant long-temps délavées, adhérant intimement aux parois artérielles ; tandis que les internes, plus colorées, sont en contact immédiat avec le sang. La crosse de l'aorte, légèrement dilatée, est le siége d'incrustations calcaires ou ossiformes placées entre la tunique interne et la moyenne. La portion intra-péricardique du vaisseau est exempte de la dégénérescence que nous signalons. Le ventricule gauche du cœur est partout dans un état d'hypertrophie évidente. Il présente à la base dix-neuf millimètres d'épaisseur. La cavité ventriculaire a perdu un tiers de sa capacité ordinaire.

Les viscères abdominaux n'offrent rien de particulier. Le foie est dans un état de surcharge vasculaire considérable, sans que le tissu hépatique soit nullement altéré.

La tête n'a point été ouverte.

Quand, pour la première fois, le sujet de cette observation vint réclamer nos soins, nous attachâmes assez peu d'importance à la maladie dont plus tard il devait être victime. Des symptômes vagues se manifestèrent d'abord, et n'étaient point l'expression de la lésion organique commençante de l'aorte. Nous avons à nous reprocher de n'avoir pas eu recours à l'auscultation ; mais alors ce mode d'investigation devait-il fournir le signe pathognomonique capable de faire reconnaître un anévrysme de l'aorte ? Nous restons ici dans le doute ; car, à

cette époque, la tumeur anévrysmale, beaucoup
moins volumineuse, et conséquemment plus éloignée des parois thoraciques, devait rester encore
problématique; et, malgré peut-être quelque habitude d'interroger la poitrine au moyen du stéthoscope, celui-ci nous eût-il révélé le mal? Plus tard,
le bruit de soufflet, si distinctement perçu, ne permettait guère de méconnaître la maladie. D'autres
accidents, n'ayant qu'une valeur relative, se joigni-
rent d'ailleurs à ce signe significatif, comme pour
lui donner plus d'importance encore. Nous revien-
drons plus tard, après une analyse rapide des faits
que nous présentons, sur la coïncidence de l'anévrysme aortique et de l'hypertrophie du ventricule
gauche du cœur. Loin d'être une circonstance for-
tuite, le médecin trouve là un rapport de cause à
effet, une association morbide. Il est aussi une
particularité qui a dû nous frapper : nous voulons
parler des incrustations calcaires dont la région de
l'aorte anévrysmatique n'offrait point de traces,
mais qui se rencontraient dans la courbure de l'artère.

Anévrysme de l'aorte à sa partie ascendante; rupture dans le
péricarde; aucun symptôme durant la vie n'ayant annoncé
la maladie.

Une femme de 56 ans est admise, dans le courant de 1839, à l'Hôpital-Général de Montpellier.
Elle est atteinte d'aberration des facultés intellec-

tuelles, s'irrite pour le motif le plus léger, entre souvent en fureur et frappe ses compagnes. Cet état ne faisant qu'augmenter, elle est bientôt transférée dans le service des aliénées: toujours dans une surexcitation morale extrême, elle ne se plaint jamais de sa santé. Le 27 décembre de la même année, elle meurt subitement en s'habillant. L'ouverture du cadavre est pratiquée vingt-quatre heures après le décès (1).

Habitude extérieure : maigreur, haute stature.

Crâne : dans les substances grise et blanche de l'encéphale, on distingue un pointillé rouge, annonçant une congestion vasculaire; les ventricules cérébraux ne contiennent pas de sérosité; les artères cérébrales et cérébelleuses sont ossifiées dans une partie de leur trajet.

Poitrine : les poumons sont sains; le péricarde est rempli par un caillot sanguin, du poids d'une livre environ. Cette masse fibrineuse est moulée sur le cœur, dont elle traduit exactement la forme. A la partie intérieure et droite de l'aorte ascendante, et à six ou sept millimètres du lieu où elle cesse d'être en rapport avec l'artère pulmonaire, on découvre

---

(1) La nécropsie a été faite devant notre collègue, le professeur Rech, par M. Patron, chirurgien interne de l'Hôpital-Général, et c'est à son obligeance que nous sommes redevable de la plupart des détails que nous faisons connaître.

une tumeur anévrysmale, de la grosseur d'une
noix, et remplie de masse fibrineuse. Examinée de
dedans en dehors, la tumeur laisse apercevoir une
déperdition de substance, faite comme par un emporte-pièce, et aux dépens des membranes interne
et moyenne, déperdition du diamètre d'une pièce de
deux francs ; les tuniques sont ramollies au pourtour
de l'ouverture qu'elles circonscrivent ; une légère
couche de sang extravasé entre la tunique interne
et la jaune élastique, en les isolant assez exactement, rappelle le caractère de l'anévrysme disséquant.

Au fond de la rupture, l'on distingue la membrane celluleuse, renforcée par le feuillet péricardique et formant le sac anévrysmal, qui, lui-même,
présente en avant, et dans un espace très-rapproché,
deux petites ouvertures pouvant admettre chacune
une grosse tête d'épingle : c'est à travers cette double déchirure que l'effusion sanguine s'est opérée
dans la cavité du péricarde ; près des ruptures, le
tissu artériel a une apparence réticulaire. L'aorte,
depuis son origine jusqu'à la naissance du tronc
cœliaque, est parsemée de plaques ossiformes situées entre les membranes interne et moyenne.

Une masse adipeuse surcharge le cœur, spécialement au ventricule droit et à la base de l'organe.
Les parois du ventricule gauche ont acquis quarante
millimètres d'épaisseur, là où l'hypertrophie est

surtout marquée. Les parois du ventricule droit
contrastent par leur minceur avec celles du gauche,
les premières n'ayant que six ou sept millimètres
d'épaisseur. A leur base, elles sont transformées en
une couche graisseuse, embrassant une sorte de
pannicule charnu. L'endocarde, les oreillettes, les
valvules du cœur ne présentent rien qui mérite de
fixer l'attention.

Les viscères abdominaux sont sains.

Rien durant la vie ne devait donner ici l'éveil,
quant à l'existence d'un anévrysme, puisqu'il n'en-
traînait aucun accident, et que la mort seule l'a
fait connaître. En effet, la tumeur anévrysmale ne
se trouvait-elle pas dans les conditions les plus propres à favoriser l'état latent? Peu volumineuse,
elle était située non loin de l'origine de l'aorte, là
où l'ondée de sang, projetée par le ventricule gauche du cœur, conserve encore toute la force impulsive qu'il lui imprime. D'autre part, l'on voyait
la tumeur occuper une partie de la circonférence
du vaisseau, qui permettait un développement plus
considérable, sans produire la compression d'organes importants.

Dans le cas qui nous occupe, l'auscultation n'eût
été, ce nous semble, d'aucun secours pour reconnaître ou soupçonner la nature de l'affection.

Il est enfin un état pathologique qui a dû nous
frapper, en raison de sa rareté : nous voulons parler

de cette couche sanguine placée entre les membranes externe et moyenne de l'artère. Elle les séparait comme si elles l'avaient été artificiellement, et donnait l'exemple de l'anévrysme disséquant.

L'irascibilité presque habituelle, le retour fréquent des accès de fureur, ont causé prématurément la rupture de l'anévrysme. Ne peut-on trouver aussi, dans la fàcheuse prédisposition morale du sujet, la cause première de la maladie ?

Anévrysme de la portion ascendante de l'aorte ; mort subite par la rupture de la tumeur dans le péricarde.

A l'époque où nous occupions la chaire d'anatomie et de physiologie, à l'Ecole de médecine navale du port de Toulon, nous fîmes l'ouverture du corps d'un forçat, mort subitement à l'âge de 39 ans, et avec les apparences d'une brillante santé, à en juger du moins par le développement des formes extérieures. Cet homme, voleur de profession, et nous dirons presque par instinct, venait d'arriver en récidive aux galères. Il était employé à des travaux pénibles, et traînait un tombereau chargé de pierres, quand il expira sans proférer une parole. Son camarade de chaîne assura qu'il ne s'était jamais plaint, qu'il avait un appétit vorace et qu'il venait de manger quelques minutes avant sa mort.

Les cavités abdominale et cérébrale n'offrent rien qui mérite de fixer l'attention. Dans la poitrine, le

péricarde est proéminent au point de refouler en
arrière les poumons, surtout le gauche. La cavité
péricardique est remplie par un épanchement de
sang considérable et coagulé. A vingt-sept millimètres de distance des valvules sygmoïdes, existe
une tumeur anévrysmale, grosse comme une ave-
line, et ayant son siége dans la partie antérieure
droite de l'aorte ; un canal infundibuliforme, dont
la base, large comme une pièce de 50 centimes,
correspond à l'intérieur de l'aorte, conduit dans
la cavité péricardique, et indique le trajet suivi
par le sang épanché. La membrane externe adhère
intimement à la séreuse du péricarde, alors que
l'interne et la moyenne sont hypertrophiées et
comme fongueuses. Une sorte de feutrage, formé
par des couches concentriques de fibrine, occupe
l'intérieur de l'aorte, au voisinage de la rupture
de ce vaisseau. Ce que nous n'omettrons point de
faire observer, c'est qu'à dix-huit ou vingt-deux
millimètres au-dessus de l'anévrysme, l'aorte apparaît dans une intégrité parfaite, et il en est ainsi
des principaux troncs qui en proviennent.

Le ventricule gauche est hypertrophié dans toute
son étendue ; sa cavité est plus ample qu'à l'ordinaire, sans toutefois l'être assez pour constituer
l'anévrysme dit excentrique.

N'est-elle donc point frappante l'analogie qui,
sous le rapport anatomo-pathologique, rapproche

ce fait du précédent? Volume de la tumeur anévrysmale à peu près le même, développement dans la
même région du vaisseau, nul trouble dans l'exercice des fonctions, absence de phénomène morbide
relatif à la présence d'un anévrysme: tout se réunit
ici pour établir l'identité de ces deux cas.

Anévrysme vrai cylindroïde de toute la portion ascendante de
l'aorte, et étendu jusqu'à la portion de la crosse, d'où naît le
tronc brachio-céphalique; hypertrophie excentrique du ventricule gauche du cœur (*Pl. I et II*).

Un ancien militaire, âgé de 51 ans, de stature
moyenne, d'une constitution primitivement vigoureuse, mais altérée par les fatigues de la guerre,
est sujet depuis une époque éloignée, qu'il fait
remonter à la désastreuse campagne de Moscou, à
une dyspnée passagère, alternant avec une affection
rhumatismale fébrile, fixée ordinairement sur les
membres supérieurs. Rentré dans ses foyers, cette
double affection ne se manifeste qu'à de longs intervalles, et cet homme peut même, pendant quelques années, exercer le pénible métier de scieur de
long. Cependant, trois mois avant sa mort et spontanément, la difficulté de respirer se manifeste,
les accès de suffocation sont plus fréquents, ils
s'aggravent et le forcent à suspendre toute espèce
de travail; il maigrit et perd l'appétit; le rhumatisme a disparu. Plus d'un mois s'écoule sans que
le malade réclame le secours de l'art; mais bientôt

la gravité des symptômes le contraint à consulter un médecin, qui fait pratiquer des saignées générales et appliquer vingt sangsues au siége. Ces déplétions sanguines, trop rapprochées ou trop abondantes, calment l'oppression, mais jettent le sujet dans une prostration extrême. Les membres inférieurs ne tardent point à s'infiltrer. Appelé près du malade, voici ce que nous observons : l'aspect extérieur porte l'empreinte d'une longue et profonde souffrance ; la peau est d'une couleur jaune-paille. Le malade est incliné du côté droit ; la position horizontale ne peut être gardée long-temps, sans provoquer des quintes de toux, qui cessent quand il prend une attitude plus favorable. La partie supérieure et droite du thorax donne à la percussion un son obscur. L'impulsion du cœur se fait sentir clairement, dans une plus grande étendue que de coutume. La pointe de l'organe bat entre le sixième et le septième espace intercostal ; la main, placée sur la région sternale, perçoit un frémissement vibratoire marqué aux parties supérieures du sternum. Ce mouvement, nous l'avons même reconnu à la partie inférieure et droite du cou ; mais seulement, quand le malade est fortement agité, à la suite de la marche ou de quelque mouvement violent. L'auscultation donne la sensation d'un bruit complexe, qu'il faut que l'oreille, par des exercices répétés, parvienne à analyser ; et voici ce qu'une étude attentive nous a fait reconnaître. A la partie supérieure et droite du sternum, vers la jonction de ses cartilages avec les deuxième, troisième et quatrième côtes, on distingue un bruit de soufflet d'autant plus net et plus prononcé, qu'on porte l'exploration vers le haut du thorax. Place-t-on le cylindre, ou appose-t-on l'oreille au niveau de la cinquième côte, par exemple, le bruit de soufflet disparaît pour faire place au bruit ventriculaire, le premier étant toujours plus prolongé que l'autre. Sous la clavicule droite, et spécialement vers l'extrémité sternale, c'est le frémissement cataire qu'il est facile de reconnaître, mais si évident, si tranché, que, dans cette circonstance, nous avons fait ausculter le malade par plusieurs élèves, leur indiquant la sensation qu'ils éprouvent comme le type du frémissement cataire. Le pouls petit, parfois intermittent, est toujours remarquable par sa lenteur; il bat, suivant l'état de repos ou d'agitation, de 56 à 62 fois par minute. L'artère radiale droite est plus lente que celle du côté opposé, différence qui n'est point bornée à ce vaisseau, mais à tous les troncs artériels de ce côté accessibles au toucher. La respiration n'est qu'accélérée. Le sujet se plaint du manque d'air (ce sont ses expressions), et demande que les fenêtres et la porte de son appartement soient toujours ouvertes; il accuse une douleur pongitive au haut de la région thoracique droite. Les fonctions digestives languissent, et une diarrhée presque habituelle affaiblit encore le malade. Après plusieurs jours d'examen et bien des doutes, nous nous arrêtons à l'idée d'un anévrysme, occupant l'aorte ascendante, et, probablement, l'origine de la courbure de ce vaisseau. La digitale en poudre est administrée à des doses graduellement élevées; des demi-lavements avec addition de quelques gouttes de laudanum font disparaître la diarrhée. Le malade éprouve du mieux, il sent renaître ses forces, il espère. Un jour, il se rend chez nous d'un faubourg voisin qu'il habite, après s'être plusieurs fois reposé dans le trajet. Nous nous disposions à ausculter la poitrine, quand il est tout-à-coup pris d'une syncope qui fut longue. Revenu à lui, il nous dit que depuis assez peu de temps il en a éprouvé plusieurs, et qu'elles ont succédé aux accès de suffocation. Cependant, à dix jours de distance de la visite qu'il me fit, l'orthopnée remplace la dyspnée; il existe un commencement d'ascite. L'infiltration des membres abdominaux fait des progrès, des vomissements se manifestent, et le malheureux succombe après une longue agonie. Les deux derniers jours qui précèdent sa mort, il tombe dans un état comateux.

C'est vingt-sept heures après le décès que nous procédons à l'ouverture du corps.

Habitude extérieure : œdématie depuis les orteils

jusqu'aux hanches ; maigreur des membres supérieurs.

Tête : les sinus de la dure-mère renferment un sang liquide, peu coloré ; une infiltration séreuse s'est faite entre l'arachnoïde et la pie-mère des circonvolutions cérébrales. Deux petits kystes hydatiques occupent l'épaisseur du plexus choroïde gauche. Quelques lamelles calcaires recouvrent l'origine du tronc basilaire. Le cerveau est mou, mais sain.

Poitrine : épanchement dans le côté droit de la cavité thoracique, d'un demi-litre de liquide séro-sanguinolent ; à gauche, adhérences filamenteuses anciennes des plèvres. Poumons dans l'état normal, mais offrant à la partie postérieure un léger engouement sanguin, que l'on doit considérer comme phénomène cadavérique. Le cœur volumineux est situé presque transversalement dans la poitrine ; la pointe du cœur est déviée à gauche ; la base du ventricule aortique a vingt-sept millimètres d'épaisseur, et la pointe de quatre à cinq millimètres ; la cavité de ce ventricule a acquis un tiers de capacité de plus qu'à l'ordinaire ; l'aorte, dès son origine du ventricule gauche jusques et inclusivement à l'insertion du tronc brachio-céphalique, offre dans toute sa circonférence une dilatation énorme. Mesurée au-delà des valvules sygmoïdes, la circonférence de ce vaisseau s'élève à quatre-vingt-quatre

millimètres; l'on trouve six millimètres de plus
dans la région de l'aorte ascendante, se continuant
avec la crosse. Cette largeur extraordinaire du
vaisseau est partout uniforme, sans renflement ou
rétrécissement partiel; aussi, dans ce cas de véritable artériectasie, l'aorte conserve-t-elle régulièrement sa forme cylindrique. Une circonstance
digne de remarque est celle de l'allongement accidentel de l'aorte ascendante, que l'on dirait appartenir à un individu d'une stature beaucoup plus
haute. A la naissance des artères carotide primitive
et sous-clavière gauches, la crosse aortique est
brusquement rétrécie, ou plutôt elle reprend là ses
dimensions naturelles pour les conserver dans le
reste de la poitrine. Par suite de l'élargissement
anormal de l'origine du vaisseau, les valvules sygmoïdes sont plus éloignées de la base du ventricule
et plus écartées l'une de l'autre que de coutume.
L'aorte, dans toute la portion anévrysmatique, est
le siége d'un mode d'altération que nous supposons
avoir été rarement décrit, et dont nous retracerons
les traits les plus saillants. L'aorte est d'une couleur
jaune-clair. Il est facile de constater son atrophie,
qui existe dans les trois membranes. Le vaisseau
présente une translucidité remarquable. Sur la convexité de la courbure, les nerfs cardiaques apparaissent sans dissection; on les retrouve aussi facilement sur la portion ascendante. La tunique jaune

est molle et d'apparence gélatineuse ; elle a perdu
l'élasticité qui la caractérise ; la force de cohésion
des tuniques artérielles , voire même de l'externe ,
est diminuée ; enfin, dans aucune région du tissu
cellulaire péri-artériel , on ne trouve de trace
de dégénérescence atéromateuse ou de concrétions
ossiformes. Un minutieux examen de la tunique
interne nous permet de constater l'absence de toute
solution de continuité , d'érosion ; l'intérieur de
l'aorte n'est occupé que par du sang liquide, en peu
d'abondance, et qui n'a point contracté d'adhérence
avec les parois de l'artère. L'aorte , incisée dans le
lieu de l'anévrysme , s'affaisse sur elle-même , de
manière à fermer en partie la lumière du vaisseau.

Abdomen : deux pintes environ d'un liquide de
couleur citrine sont épanchées dans les fosses iliaques
et dans la cavité pelvienne. Le foie est dans
une sorte d'hypertrophie due à une congestion vasculaire ; des incisions, pratiquées dans ce viscère,
font voir que son parenchyme n'est nullement altéré.
L'estomac rétréci est injecté dans la portion de
muqueuse tapissant l'extrémité splénique. Vers la
terminaison de l'intestin grêle , apparaissent de
petites ulcérations nombreuses, avec, pour la plupart, destruction de la muqueuse. Les ganglions
mésentériques, correspondant aux points ulcérés,
sont dans un état d'engorgement chronique.

Nous abuserions-nous donc , en attachant à cette

observation plus d'une sorte d'intérêt? Et, disons-le tout d'abord, ne pouvant méconnaître l'influence des mots sur les idées, le titre à lui imposer nous a rendu incertain. Nous ne voulons pas rappeler cette question, tant controversée, relative à la possibilité d'une dilatation anévrysmale, sans solution de continuité ou déchirure préalable des tuniques de l'artère, discussion prolongée par cet esprit d'exclusion si funeste en toute chose. Peut-on aujourd'hui, invoquant l'autorité du nom illustre de Scarpa, rejeter l'existence de l'anévrysme vrai, comme si les faits n'ont pas une valeur bien autre que les opinions des hommes, quelque haut que le génie ou le talent les placent? Rapportant l'épithète d'anévrysme à son étymologie, nous avons ici adopté l'expression d'anévrysme vrai cylindroïde. (*Voir le mémoire du professeur Breschet, inséré dans ceux de l'Académie royale de médecine.*) Voici les motifs qui ont fait préférer cette désignation à celle de dilatation artérielle, mots qui d'ailleurs, sans être synonymes, indiquent une certaine affinité sous le rapport anatomique. L'anévrysme vrai a lieu, quand les membranes artérielles se dilatent, dans une partie ou dans toute la circonférence du vaisseau, avec absence de déchirure, ulcération, ou rupture incomplète, même d'une seule de ses tuniques. L'inextensibilité des membranes interne et moyenne artérielles est généralement prise dans un sens trop absolu. Si la cause agit lentement et d'une manière progressive, elles jouissent d'un certain degré d'extensibilité. Cette faculté n'est-elle pas prouvée, dans la dilatation des artères collatérales, à la suite de l'oblitération d'un tronc principal, soit par les ressources de la nature ou les moyens de l'art? Cette dilatation, caractère ou type de l'anévrysme vrai, ne saurait guère exister sans quelque altération organique de l'artère (1). La déchirure des tuniques ou d'une seule vient-elle à s'opérer, la maladie change de nom, et alors c'est un anévrysme faux, succédant à un anévrysme vrai.

Quant à la simple dilatation artérielle, bien qu'un phénomène physique, celui de la largeur

---

(1) Combien de fois la dissection nous a administré la preuve que, dans l'anévrysme prétendu vrai, un examen superficiel ne permet de distinguer d'abord que le seul fait de la dilatation, alors que la maladie est le résultat d'une lésion profonde des membranes, ou du tissu cellulaire qui les unit! Enfin, pour que la conviction fût entière, dans l'esprit de nos disciples, comme elle l'était dans le nôtre, sur un sujet qui ne paraît facile qu'à ceux qui s'en occupent superficiellement, nous ne nous sommes point borné à l'examen de l'artère au moment de la nécropsie. Nous avons soumis les vaisseaux à des investigations longues, et de plus d'un genre, dont le résultat a été de démontrer que telle partie de l'aorte, par exemple, qui, au premier aspect, paraissait simplement dilatée, était le siége d'une maladie organique qu'on ne pouvait méconnaître.

insolite du vaisseau, la rapproche de l'anévrysme
vrai, si, dans le dernier cas, il y a état pathologique grave, le plus souvent mortel, et nous ne parlons ici que des anévrysmes de l'aorte dans la portion ascendante et dans la crosse ; dans l'autre, la
circulation n'est que peu ou point troublée, sauf le
cas de dilatation énorme ou de compression d'organes
importants. La dilatation artérielle de l'aorte n'est-
elle pas une conséquence de l'âge? Et qui ne sait
qu'on la rencontre chez beaucoup de vieillards? Chez
eux, la perte d'élasticité de l'artère devient cause
de l'augmentation de capacité, et, quoiqu'il soit
difficile de concevoir une lésion fonctionnelle de
quelque durée avec intégrité de l'organe, répugne-
rait-il d'admettre que, dans la dilatation aortique
sénile, il y a plutôt perte de cette élasticité, attribut
le plus remarquable du tissu artériel, que changement dans l'organisation? L'élargissement du vaisseau se fait progressivement, et comme par une
sorte d'assuétude de l'organisme.

Nous prévoyons déjà l'objection qu'on ne saurait
manquer de nous adresser : c'est que ces dilatations,
qu'il importe de distinguer de l'anévrysme vrai,
s'accompagnent fréquemment, chez les personnes
avancées en âge, de dégénérescences cartilagineuses
ou ossiformes. A cela nous répondrons que cet état
ne doit pas être toujours considéré comme morbide.
Il est une conséquence de ce triste privilége du

temps, qui solidifie, encroûte quelques systèmes,
au nombre desquels figure surtout le système vasculaire à sang rouge. Ces ossifications sont-elles
accidentelles, elles ne manquent pas d'entraîner des
symptômes graves. La dilatation s'opère au-dessus
des valvules sygmoïdes, et rarement elle envahit la
portion du vaisseau en rapport avec elle, disposition
que nous avons rencontrée et signalée ici.

Il est encore une circonstance que nous avons
pu observer maintes fois, et qui semble en faveur de
notre opinion : nous voulons parler de la non-for-
mation de caillots lamelleux, ou de fibrine organisée
occupant l'intérieur de l'artère ; circonstance qui
a du reste une grande portée dans l'histoire des anévrysmes, considérée au point de vue thérapeutique.
Eh bien ! dans la dilatation aortique séuile, n'arrive-t-il pas fréquemment, car le cas contraire est
l'exception, que les concrétions ossiformes, situées
entre la tunique moyenne et l'interne, usent, détruisent celle-ci, et se trouvent en contact immédiat
avec l'ondée sanguine ? Mais il y a ici formation
d'un coagulum, dû à la présence des aspérités dans
l'intérieur du vaisseau.

L'anévrysme vrai occupait toute la circonférence
de l'aorte ascendante et une partie de la crosse,
tandis que ce genre d'anévrysme, borné à une partie
du vaisseau, s'observe assez ordinairement en avant
ou sur les parties latérales ; d'ailleurs, il faut en

convenir, les artères d'un gros calibre sont plus souvent le siége de cette espèce d'anévrysme, que celles d'un moyen ou d'un petit calibre. Burns et autres auteurs ont vu des anévrysmes dont la base occupait toute la circonférence de l'aorte.

Si, dans la plupart des exemples d'anévrysmes, on rencontre une hypertrophie de l'artère, nous avons dû, dans le cas qui nous occupe, appeler l'attention sur le mode morbide du vaisseau. Ce n'était pas là ce que Lobstein a appelé artéromalacie; et cependant l'artère était ramollie, ou, mieux encore, abreuvée de plus de liquides que dans l'état normal. Il devait exister une altération profonde, une perversion de l'acte nutritif. On était frappé de l'aspect presque homogène des trois membranes, et, s'il nous est permis d'émettre notre sentiment sur un genre d'altération que nous ne saurions qualifier, nous supposons qu'elle a probablement débuté entre les tuniques artérielles. Enfin, la gélatine, assez abondamment répandue dans la composition des artères, nous a paru prédominer ici.

Si, dans l'observation précédente, on ne pouvait méconnaître une lésion du cœur ou des gros vaisseaux, ce n'était point assez; et ne fallait-il pas chercher à spécialiser avec plus de précision le siége du mal, établir sa nature ? Aussi, loin d'être improvisé, notre diagnostic fut-il le résultat d'explorations multipliées et de plus d'un doute. C'est à

l'analyse et à la synthèse que nous eûmes recours,
pour la valeur à donner aux symptômes. L'auscultation nous fut d'un grand secours, quand, après
de nombreuses tentatives, nous parvînmes à saisir,
à interpréter des bruits variés se succédant rapidement, et qui étaient comme la traduction fidèle des
altérations présumées.

Voici sur quoi reposait le jugement que nous
portâmes : à droite du sternum, et au voisinage de
la jonction des cartilages avec les quatre premières
côtes, l'oreille distinguait le bruit de soufflet,
d'autant plus clair qu'on s'approchait de la partie
supérieure du thorax. Mais à quel mode pathologique rattacher ce bruit, que l'on retrouve dans
des affections si diverses du cœur et des artères ?
Procédant par la méthode d'exclusion, nous nous
arrêtâmes à l'idée d'un anévrysme de l'aorte ; car
il fallait une exagération considérable de ce vaisseau, accidentellement en contact avec les parois
thoraciques, pour que les pulsations fussent transmises au sternum et aux côtes. Il ne pouvait y
avoir de méprise sur le vaisseau malade, puisque
les mouvements du cœur, que nous percevions dans
une plus grande étendue, il est vrai, que de coutume, nous donnaient la possibilité de les fixer dans
des limites exactes. Le siége du mal placé dans
l'aorte, l'anévrysme reconnu, il nous importait
encore de chercher à en déterminer l'espèce. Ici

nous hésitâmes, en songeant que c'est le plus souvent à droite que dans le cas d'anévrysme faux de l'aorte ascendante le sac vient faire saillie ; néanmoins, la clarté du bruit perçu, surtout quand le sujet suspendait durant quelques instants sa respiration, l'ancienneté même de la maladie, nous portèrent à repousser la possibilité d'un anévrysme faux. A une époque aussi avancée, la présence des concrétions sanguines, dans l'artère, ne devait-elle pas s'opposer à l'audition d'un bruit aussi net ? Et d'ailleurs, en semblable circonstance, celui-ci eût été remplacé par le bruit de râpe ou de scie, conséquence des aspérités qui existent si fréquemment dans le vaisseau anévrysmatique.

Mais revenons au bruit de soufflet, qui, même joint à d'autres signes, fit soupçonner un anévrysme vrai de l'aorte ascendante. Ne pouvait-il pas annoncer ici l'insuffisance des valvules sygmoïdes aortiques ? Et bien qu'elle ne fût point la maladie principale, elle n'était pas moins réelle dans sa subordination. Ne doit-il pas en être toujours ainsi, quand l'anévrysme vrai, ayant déjà acquis un certain développement, occupe l'origine de l'aorte ? Alors il entraîne l'insuffisance des valvules. La nature du bruit n'était plus la même près de l'articulation sternale de la clavicule. L'oreille était frappée par cette sorte de murmure désigné sous le nom de *frémissement cataire;* il avait lieu à droite de la courbure de l'aorte,

dans cette partie du vaisseau où l'anévrysme cessait
brusquement, le reste de la crosse ayant conservé
son volume ordinaire. Nous avons indiqué dans la
symptomatologie l'ébranlement vibratoire borné aux
régions sternales supérieure et moyenne, sans,
avouons-le, avoir attaché une grande confiance à
ce phénomène signalé par Corvisart, comme pouvant conduire à la connaissance de l'anévrysme vrai
de l'aorte ascendante. Quand l'habile archiâtre de
Napoléon écrivait sur les maladies du cœur, l'auscultation n'était pas connue ; aujourd'hui l'expérience a appris que certains râles produisent l'é-
branlement vibratoire. Il en est de même chez la
plupart des vieillards émaciés qui ont long-temps
été tourmentés par la toux , et chez lesquels le tissu
pulmonaire est raréfié, ce qui est le résultat naturel
de l'âge.

Parmi les symptômes des maladies du cœur et
des gros vaisseaux figure la syncope, qui a appelé
notre attention d'une manière particulière, et que
l'on a considérée comme un des caractères de l'anévrysme vrai aortique. Ici la syncope était sous l'influence d'une double cause : d'une part, la dilatation
occupant toute la circonférence du vaisseau, la diminution ou la perte de sa force d'élasticité ; et de
l'autre, l'insuffisance des valvules sygmoïdes. Ainsi
se trouvait favorisé le reflux incessant du sang dans
le ventricule ; ainsi le cœur éprouvait une sorte

d'oppression presque continuelle. La lenteur du pouls, surtout à droite, ne peut-elle pas trouver son explication dans le genre de lésion de l'aorte et du tronc brachio-céphalique, élargis, amincis d'une façon tout-à-fait insolite ?

Enfin, citons, comme en fait, que les importants travaux du professeur Bouillaud doivent nous faire regarder comme exceptionnelle l'intégrité de l'endocarde ; tandis que, durant un laps de temps prolongé, une arthrite aiguë, avec fièvre, s'était manifestée.

Anévrysme de la portion ascendante de l'aorte, ouvert dans le médiastin antérieur.

Une femme âgée de 60 ans, veuve depuis long-temps, et d'un tempérament éminemment éroti-que, se livrait, malgré son âge avancé, à la mas-turbation avec une dégoûtante et inconcevable ténacité. En janvier 1838, elle consulte un médecin, lui avoue cette pernicieuse habitude qu'elle assure ne pouvoir vaincre, tout en reconnaissant la fâcheuse influence qu'elle exerce sur sa santé. En décembre de la même année survient tout-à-coup un rhuma-tisme articulaire aigu, accompagné de fièvre, et fixé aux poignets et au genou gauche. L'affection arthritique disparaît au bout de huit jours. L'année suivante, et dans l'été, cette femme éprouve les symptômes d'une pleuro-pneumonie aiguë, dont la convalescence est longue et pénible. Vers le 30 janvier 1841, elle s'aperçoit de l'existence d'une tumeur du volume d'un œuf de poule, tumeur située entre le sein droit et le sternum. Les pulsations sont violentes, au point de soulever la main qui explore. M. le docteur Dumars, appelé, et qui a bien voulu nous communiquer ce fait, reconnaît un anévrysme de la portion ascendante de l'aorte. Il constate que le pouls du côté droit est à peine sensible, tandis que les pulsations de la carotide primitive et de la temporale du même côté se distinguent à la vue, et sont en isochronisme avec les battements du cœur. L'oreille appliquée sur la tumeur perçoit distinctement le bruit de soufflet. La toux se manifeste par quintes; l'oppression, presque continue, force la malade à se tenir sur son séant. L'anévrysme augmente rapidement de volume, et les accidents acquièrent une nouvelle intensité. On observe dans les membres du côté droit un abaissement de température et une diminution de sensibilité. Les extrémités opposées n'offrent rien de particulier. Une douleur de tête, plus marquée du côté de l'anévrysme, ajoute aux angoisses de la malade; son oreille droite est frappée de surdité. Une large saignée du bras amène la diminution de la plupart des accidents. Cependant, six jours après la phlébotomie, on les voit reparaître: la prostration est extrême, la parole à peine articulée ; la douleur de côté est atroce, et l'orthopnée à son comble. La malade expire. — Notre confrère, qui était près d'elle à l'instant de la mort, assure que la tumeur anévrysmale, qui avait le volume du poing, s'affaissa tout-à-coup ; et quand il me pria d'assister à l'ouverture du corps, il me communiqua son opinion sur la rupture probable de l'anévrysme.

L'autopsie cadavérique a été faite vingt-six heures après le décès, et en notre présence, par M. le docteur Dumas, chef des travaux anatomiques de la Faculté de médecine de Montpellier.

Habitude extérieure : la peau est d'une couleur jaune terne ; il n'y a point d'œdématie des membres.

L'aorte offre une dilatation considérable, tôt après son origine du ventricule gauche. Toutefois ce n'est qu'à deux centimètres environ de distance qu'apparaît la tumeur anévrysmale, formée aux dépens de la moitié droite du tronc artériel, et l'on dirait une exagération du sinus aortique. L'anévrysme se continue non loin de la crosse, qui est elle-même dilatée, et s'étend au tronc brachiocéphalique. La tumeur, dirigée en avant et à droite, repose sur le sillon auriculo-ventriculaire, de manière à repousser le cœur en bas, en arrière et à gauche. En avant, elle est contiguë au tiers inférieur de la face postérieure du sternum, dont elle a détruit le périoste et les fibres osseuses, dans la profondeur de plus de deux millimètres. Les cartilages des deux dernières vraies côtes droites sont déjetés en avant et séparés du sternum, alors qu'en arrière l'anévrysme comprime la veine cave supérieure et l'oreillette droite, à laquelle il est uni par un tissu cellulaire dense. A droite, la tumeur est libre dans le médiastin antérieur, et contiguë, du côté gauche, au tronc de l'artère pulmonaire. Le feuillet fibreux du péricarde s'arrête à sa base, pour se confondre avec la tunique externe de l'artère. Quant à la membrane moyenne, elle peut être suivie jusqu'au pourtour de l'ouverture. La tunique externe se confond avec les tissus voisins. Les parois de la tumeur n'ont pas la même épaisseur dans tous les points; elles sont surtout amincies à droite et en avant, où s'est opérée la rupture; l'ouverture qui en a été la suite est large, arrondie, inégale et dentelée sur ses bords. Des caillots de sang, que l'on peut évaluer à la quantité de près d'un kilogr., sont épanchés dans le médiastin antérieur. On remarque de nombreuses plaques osseuses et stéatomateuses entre la membrane interne et la moyenne de l'artère, et même, dans une certaine étendue, il est facile de s'assurer que la première a disparu complétement, et qu'ainsi l'ondée de sang était en contact immédiat avec les lames calcaires. Il existe une hypertrophie du ventricule gauche du cœur.

Nous insisterons peu sur cette observation. Le rhumatisme, qui figure souvent comme cause de l'anévrysme des gros vaisseaux, a été ici de trop courte durée pour être invoqué, à l'occasion de l'étiologie. Peut-on rapporter à l'onanisme la maladie de l'aorte? Poussée par une imagination déréglée, cette malheureuse femme, au milieu de ses souffrances, était encore tout entière aux coupables habitudes qui la tuaient. La fréquence des actes auxquels elle se livrait, agissant sur tout l'organisme, a pu retentir d'une manière plus spéciale sur le cœur et l'aorte. Dans un état presque habituel de surexcitation, le premier lançait le sang avec force dans l'aorte, qui ne pouvait réagir sur le fluide, alors qu'altérée dans son organisation, elle offrait de nombreuses incrustations calcaires. Il est à présumer que l'anévrysme existait déjà, mais d'une manière latente, avant que la malade s'aperçût de la présence de la tumeur.

Nous avons déposé la pièce au Conservatoire de la Faculté de médecine.

Anévrysme de l'aorte à sa portion ascendante et à la partie droite de la crosse (1); rupture dans la cavité thoracique *(pl. III et IV)*.

Un laboureur, âgé de 55 ans, est reçu à l'hôpital

(1) La plupart de ces détails sont dus à l'obligeance de M. Alquié, agrégé près de la Faculté de médecine de Montpellier.

Saint-Eloi, le 7 juillet 1839, pour une tumeur située
à la partie antérieure de la poitrine, égalant presque en volume la tête d'un adulte, s'étendant de
l'aisselle droite à l'articulation scapulo-claviculaire
gauche, et de la partie supérieure de la région
sternale aux dernières fausses côtes droites. La
tumeur présente, à sa surface préthoracique, une
élévation de deux centimètres; elle est lisse, si ce
n'est vers deux points circonscrits où la fluctuation
est manifeste. La peau rouge, amincie, distendue,
menace d'une prochaine rupture; la tumeur est soulevée par un large mouvement d'expansion isochrone
aux battements du cœur. L'auscultation ne fait distinguer dans cette vaste poche qu'une ondulation
profonde. La maladie, dont l'apparition n'est rapportée à aucune cause appréciable, date de trois
ans; mais, depuis quatre mois seulement, ses progrès ont été rapides, amenant à plusieurs reprises
des hémoptysies : c'est depuis cette époque que le
sujet est tourmenté d'une dyspnée presque constante et d'insomnie. Les membres supérieurs sont
douloureux, la maigreur est extrême, la peau a
une couleur cuivreuse, la figure est injectée, la
voix faible. Quant au pouls, il se perçoit à peine.
Huit heures après l'entrée du malade à l'hôpital,
la tumeur s'affaisse subitement, et aussitôt il expire.
On croira difficilement que ce malheureux ait fait
à pied le trajet de Toulouse à Montpellier, séjour-

nant dans les villes de passage où il trouvait un hôpital.

L'ouverture du corps est pratiquée trente-deux heures après le décès, et en présence de M. le professeur Serre, dans le service duquel le sujet avait été placé. Notre collègue, présumant l'intérêt que devait offrir l'examen anatomique du cadavre, nous pria d'y assister.

La tumeur a perdu une grande partie de son volume. Elle est fluctuante ; les muscles pectoraux amincis sont confondus avec la tumeur dont ils forment la paroi antérieure ; ils conservent à peine quelques traces d'organisation musculaire, et sont convertis en un tissu fibreux. En pénétrant dans le thorax, on trouve, dans la cavité pleurale droite, 700 grammes de sang épanché et coagulé, refoulant le poumon de ce côté vers la partie postérieure de la poitrine. L'aorte, au-dessus des valvules sygmoïdes et jusqu'au tronc brachio-céphalique inclusivement, a acquis un élargissement insolite. Le sac anévrysmal, qui occupe la moitié supérieure de la portion ascendante du vaisseau et la partie droite de la crosse, est rupturé près de l'union de l'aorte ascendante avec la crosse. La déchirure s'est opérée dans une étendue de deux centimètres et demi : c'est par cette ouverture qu'une hémorrhagie mortelle a eu lieu. Dans toute la région de la tumeur anévrysmale, les tuniques artérielles sont altérées sans

que le mode de lésion soit identique partout. Ainsi,
de l'origine de l'aorte au tronc brachio-céphalique
existent des plaques calcaires, développées entre la
tunique moyenne et l'interne; dans quelques points,
celle-ci est détruite et la lame ossiforme est en contact immédiat avec le sang. Au pourtour de la déchirure, la ténuité de ces membranes est telle, qu'il
est difficile de reconnaître leur texture et qu'on ne
peut même les séparer. Ce que nous disons ici
d'elles s'applique également à la celluleuse, qui,
dans les circonstances ordinaires des anévrysmes
faux, constitue le sac et remplace les membranes
sous-jacentes. Par quelle métamorphose de tissu la
poche anévrysmale a-t-elle donc résisté si long-
temps? Voici ce que nous avons observé : la première
pièce du sternum et la moitié supérieure de la seconde manquaient en totalité, sans qu'on pût découvrir, en leur place, le moindre rudiment de substance
osseuse. Le sternum est remplacé par une sorte de
plastron fibreux, tenant lieu des membranes artérielles, et soudé, pour ainsi dire, là où cesse d'une
manière abrupte l'anévrysme, vu immédiatement
après la naissance du tronc brachio-céphalique.
Les cinq premières côtes droites, dans leur tiers
interne, les quatre premières gauches sont détruites
dans la même partie de leur étendue. Ce qui reste
de ces arcs osseux est à bords anguleux. Les cartilages, en raison de leur élasticité, ont résisté à la

compression exercée par l'anévrysme. Par suite de
l'abrasion du sternum, des côtes et de la déchirure
de la poche fibreuse accidentelle, on pénètre dans
le sac, dont les parois ont une épaisseur de cinq
millimètres. L'intérieur est rempli de stratifications
fibrineuses, recouvertes par des couches sanguines
moins solides et d'aspect pseudo-membraneux. Dans
sa portion intra-thoracique, la tumeur adhère au
poumon droit, refoulé en arrière et légèrement
engoué. La trachée-artère est libre de toute adhérence avec la tumeur; le cœur est volumineux; mais
le ventricule gauche est seul hypertrophié.

Les viscères abdominaux n'ont rien présenté de
particulier; le crâne n'a pas été ouvert.

Tout-à-fait nul pour nous, au point de vue de
l'observation clinique, alors que le malade succombe, peu d'heures après son admission à l'hôpital, ce fait n'en est pas moins digne d'intérêt. La
nature et l'étendue du désordre laissent concevoir
difficilement la possibilité de la vie avec une aussi
effrayante destruction; mais elle s'est accomplie
lentement et par degrés. D'un côté, une grande
partie du sternum et des côtes est abrasée; de
l'autre, les membranes de l'aorte, au voisinage de
la rupture, manquent et sont suppléées par un
tissu, qui, d'osseux, est revenu à l'état fibreux.

Quand le malade est entré à l'hôpital de Montpellier, pour achever d'y mourir, l'auscultation
n'était plus qu'un moyen sans valeur.

Sur les six observations d'anévrysmes que nous
rapportons comme ayant leur principal siége dans
l'aorte ascendante, l'on remarque trois cas dans
lesquels l'affection a été reconnue. Quant aux deux
autres, nul trouble fonctionnel n'autorisait à la
soupçonner, et ce n'est que l'autopsie cadavérique
qui l'a fait reconnaître. Dans la sixième observation, enfin, le sujet n'a été examiné qu'agonisant.
La saillie énorme de la tumeur à l'extérieur, par
la destruction d'une partie du sternum et des côtes,
ne permettait guère d'équivoque sur le diagnostic.

Ajouter d'autres faits à ceux qui précèdent,
serait, ce nous semble, assez inutile pour démontrer, dans certains cas, la difficulté ou l'impossibilité de reconnaître l'anévrysme de l'aorte ascendante. Nous en citerons néanmoins un pour prouver
que, malgré la très-grande habileté du médecin
qui explore, et ce médecin c'était Laënnec lui-
même, la maladie n'en resta pas moins mystérieuse.
Nous empruntons cette observation à celles lues,
par le docteur Moreau, à l'Académie de médecine,
et insérées dans le tom. vi du *Journal Hebdoma-
daire :* elle a été communiquée à l'auteur par le
docteur Levacher.

Un propriétaire, âgé de 49 ans, fort et bien
constitué, d'une taille élevée, se plaignait d'étouf-
fements depuis six ans; il avait consulté plusieurs

médecins; de tous les remèdes employés, la saignée
seule avait eu quelque influence sur son état et le
soulageait, aussi y avait-il souvent recours. M.
Laënnec, consulté, explora le malade avec attention, et pensa que la maladie était spasmodique.
Partant de ce principe, pour baser son traitement, il
conseilla à M. S*** l'exercice du cheval, une nourriture succulente, et la saignée, quand il éprouvait
un sentiment de plénitude. Le malade se trouva
très-bien des avis de ce savant professeur, et, fidèle
à son ordonnance, il faisait tous les jours cinq
à six lieues à cheval. Sur le point de partir pour sa
promenade accoutumée, il entra dans sa garde-robe
pour satisfaire à un besoin naturel; son domestique
l'entendit siffler pendant quelques minutes, mais
tout-à-coup il fut appelé fortement par son maître,
qu'il trouva étendu sur le carreau, presque mourant; il montrait avec sa main la région du cœur.
Sa figure était pâle et décolorée. Quelques minutes
passées à appeler du secours, il n'existait plus;
mais la face, violemment contractée, semblait indiquer que de vives souffrances avaient précédé la
mort. On crut généralement que cette fin violente
était due à une attaque d'apoplexie. Mais, per-
suadé que l'on attribue à tort la plupart des morts
subites à cette maladie, je manifestai le désir d'en
faire l'ouverture.

Vingt-quatre heures après la mort, assisté des

docteurs Thierry et Subervie, je procédai à l'ouverture du corps : la poitrine, percutée avec soin,
rendait un son mat dans toute sa partie postérieure
ainsi que dans la région sternale. Après avoir ouvert cette cavité, on put apercevoir le péricarde
tellement distendu, qu'il refoulait fortement en
arrière les deux poumons ; il était du volume de
la tête d'un enfant de douze ans. Ouvert avec précaution, nous en retirâmes un énorme caillot par-
faitement moulé d'une part sur le cœur, et de l'autre
sur la séreuse. L'aorte ascendante, dilatée, formait
une tumeur anévrysmale du volume d'une très-
grosse pomme. Les parois internes de cette tumeur
étaient tapissées par des couches fibrineuses très-
épaisses. Le tissu propre de l'artère était également
détruit, et, vers sa naissance, dans un point où il
n'existait plus, il était remplacé par une couche
fibrineuse qui semblait être organisée en raison de
sa densité et de son adhérence intime avec le péricarde. C'est cette couche qui, déchirée dans l'étendue d'une ligne et demie, ainsi que la séreuse qui
la recouvrait, avait entraîné l'épanchement et la
mort. Un stylet, introduit par la déchirure du
péricarde, vers la base du cœur et un peu à gauche,
vint saillir dans la cavité de l'aorte, et nous démontrer la communication de l'anévrysme avec la
membrane séreuse.....

A ces histoires d'anévrysmes, que nous avons cherché à compléter en y joignant le nécrologue, annexons trois observations succinctes prises de sujets vivants, et que nous supposons atteints de la même affection.

Nous avons long-temps donné des soins à un officier général, âgé de 63 ans, bien constitué, d'un tempérament sanguin et d'une grande obésité. Tourmenté par des douleurs articulaires fixées sur les membres inférieurs, douleurs participant de la nature de la goutte et du rhumatisme, il a trouvé dans les eaux de Vichy, prises sur les lieux, un soulagement à la maladie arthritique; mais, depuis trois ans, des symptômes graves ont éclaté du côté des organes circulatoires et ont reçu le nom d'*asthme*. Quand, pour la première fois, le général nous fit appeler, il était en proie à un de ces accès de suffocation, qui céda bientôt à une saignée abondante. Durant le paroxysme, la face est injectée; il y a, comme dans l'asthme vrai ou idiopathique, une constriction sous-sternale, avec cette différence, toutefois, qu'elle est ici bornée au côté droit. L'accès fut court, mais si violent avant l'émission sanguine, que nous craignîmes un emphysème pulmonaire. Dans l'intervalle de ces crises, aujourd'hui éloignées et moins intenses, M... ne peut monter ou marcher vite sans être à l'instant essoufflé. L'auscultation, et nous l'avons très-souvent pratiquée dans diverses circonstances, fait percevoir un bruit de soufflet très-prononcé, s'étendant aux trois côtes qui suivent la première droite, près de leur articulation avec les cartilages; une douleur gravative, étrangère au rhumatisme, est presque constante dans cette région. La respiration n'est que secondairement affectée. Le décubitus a toujours lieu sur le côté droit. Le pouls offre de 60 à 66 pulsations; il se ralentit d'une manière sensible quand le malade fait usage de poudre de digitale, dont nous avons graduellement élevé la dose. Il assure éprouver, surtout sous l'influence de causes morales, un battement sourd dans le thorax, principalement à droite. Il y a coïncidence de l'anévrysme de la portion ascendante de l'aorte avec une hypertrophie du ventricule gauche du cœur. Nous ne recourons à la saignée générale qu'alors que l'indication est urgente; car, après les spoliations sanguines, même modérées, les membres inférieurs s'infiltrent rapidement.

Un jeune homme, de 18 ans, d'un tempérament nerveux, dont la croissance a été très-prompte, d'une maigreur extrême, et adonné à la masturbation, vint récemment nous consulter, désirant fermer un cautère, que, d'après notre avis, il y a dix-huit mois, il se fit établir au bras. Il nous montra une note, dans laquelle nous pensions, mal à propos, que les palpitations qui le tourmentaient à cette époque étaient de nature nerveuse. Nous

avions conseillé l'administration de la digitale en
poudre jointe à la thridace. Cette médication fut
suivie assez irrégulièrement ; le malade se trouvant
mieux au bout de deux mois, les palpitations avaient
cessé, assure-t-il. Quel fut notre étonnement quand,
examinant la poitrine, nous trouvâmes, à droite,
une tumeur formée par la saillie des deuxième,
troisième et quatrième cartilages costaux, près de
leur jonction avec les côtes ! La clavicule du même
côté, et vers son extrémité sternale, est déjetée en
avant. La main, placée sur la région de la poitrine,
qui forme un relief considérable, est légèrement
soulevée par un mouvement d'expansion isochrone
à celui des artères. L'auscultation, à l'aide du stéthoscope ou de l'oreille seule, donne la sensation
d'un bruit de soufflet fort, permanent et absorbant
les bruits ventriculaires du cœur. La pointe de cet
organe, qui est surbaissée, bat entre le sixième et
le septième espace intercostal. Le pouls est accéléré
et intermittent, on compte de 78 à 82 pulsations
par minute.

Interrogé sur l'époque de l'apparition de la tumeur, le consultant répond qu'il ne s'en est aperçu
que depuis à peu près trois mois, mais que, n'en
étant nullement incommodé, il ne s'en occupait pas.
Sans troubler la quiétude dans laquelle il vit, nous
prescrivîmes de petites saignées du bras à des intervalles assez rapprochés, l'usage de la digitale,

etc. Nous présumons , nous avons presque la conviction, répétons-le encore, que la maladie est un anévrysme de l'aorte ascendante (1).

Il existe aujourdhui (21 juillet 1841), dans les salles de clinique chirurgicale de Saint-Eloi, un individu atteint d'anévrysme de l'aorte ascendante , et dont l'observation trouve ici naturellement sa place (2).

Un matelot sarde, âgé de 53 ans, d'un tempérament marqué par l'extrême prédominance du système sanguin , fort et d'une taille moyenne , marin dès sa jeunesse, a supporté les fatigues inséparables de cette pénible profession. Il s'accuse d'avoir abusé des liqueurs spiritueuses. A 25 ans , et peu de jours après un coït impur, un chancre se manifeste à la verge et est suivi d'un bubon inguinal. Un traitement par les frictions mercurielles guérit radicalement l'affection syphilitique. Jamais, pendant la durée de sa carrière nautique , cet homme n'a ressenti des douleurs rhumatismales. A 49 ans,

---

(1) Faisons remarquer que le père de ce jeune homme, qui habitait aux environs de Lunel, et près duquel nous fûmes mandé, il y a six ans, en consultation, succomba, à l'âge de 47 ans, à une maladie du cœur, qui avait amené un hydrothorax et une ascite.

(2) Nous devons ces renseignements à la complaisance du docteur Benoît, chirurgien chef interne à l'hôpital Saint-Eloi de Montpellier.

il est spontanément atteint de violentes palpitations
de cœur, qui l'obligent à entrer à l'hôpital de
Toulon. Une saignée du bras et l'application de
quatre-vingts sangsues sur la région précordiale
agissent avec un tel succès, que bientôt il reprend
ses fonctions de maître d'équipage sur un navire
qui, de Gênes, fait voile pour la Havane. Il y a
un an environ que les palpitations se reproduisent,
accompagnées d'étouffement, pour la plus légère
fatigue. Une petite tumeur apparaît, sur la partie
antérieure du thorax, un peu à droite de la ligne
médiane du sternum et au niveau de l'espace séparant la cinquième de la sixième côte. Cette tumeur
offre des battements. Le malade est reçu à l'hôpital
de Marseille, le 21 mars 1841. On pratique de
nouveau une saignée du bras, et, pendant quinze
jours, la tumeur est recouverte de glace. Cette application ne produit qu'un léger soulagement et a
l'inconvénient de provoquer la toux. Enfin, le malade entre à Saint-Éloi, le 1er juillet 1841. La face
est rouge, très-colorée, mais non bleuâtre. La
tumeur est du volume d'une noix, fluctuante, à
battements en isochronisme parfait avec ceux du
pouls, qui est large, plein, dur, et ordinairement
présente, de 3 en 3 pulsations, une sorte de temps
d'arrêt assez long pour être distinctement apprécié.
Le sternum, érodé par la tumeur, offre, vis-à-vis
la deuxième côte, une voussure transversale tout-

à-fait anormale. Du sommet de l'appendix xyphoïde
part une veine sous-cutanée variqueuse, rampant
au-devant de l'abdomen. (Notons que c'est la seule
veine variqueuse qu'on observe chez le sujet, dont
les membres ne sont nullement infiltrés ni engor-
gés.) Il est aisé, dans l'examen du thorax, de se
convaincre combien il est plus ample, plus saillant
en avant que du côté opposé.

Un bruit de soufflet, fort et clair, et lié à la contraction du ventricule gauche, se fait entendre dans
la tumeur et toute la partie droite de la poitrine.
Aucun bruit respiratoire n'est perçu dans cette région, tandis qu'à gauche la respiration est fréquente
et puérile. Le coucher sur le dos est impossible ; le
malade se tient assis ou repose sur le côté droit.
Vient-il à s'incliner en avant, il ressent aussitôt
une douleur gravative, profonde, toujours fixée à
droite dans la poitrine et s'étendant au scapulum.
La toux est sèche et légère, le sommeil rare et
souvent interrompu par des rêves pénibles ; le malade se réveille se croyant menacé d'un grand danger, en proie à des palpitations et à une oppression extrêmes. Il n'a jamais craché de sang. Les
fonctions digestives se maintiennent dans l'état naturel. Une saignée du bras, la digitale administrée en
poudre, ont un résultat favorable. Plus prolongé, le
sommeil devient tranquille, la dyspnée est moindre,
et la tumeur semble avoir perdu de son volume.

Nous pensons qu'ici l'aorte est anévrysmatique,
depuis ou non loin de son origine, jusqu'à une partie
de la crosse, celle qui donne naissance au tronc brachio-céphalique. On ne peut douter que la tumeur
n'ait acquis un volume considérable, alors que,
comprimée par elle, le poumon droit ne fonctionne
plus, et force est au sujet de se coucher sur ce côté
pour respirer. Cependant notre homme est placé
dans les conditions les plus avantageuses pour subir
un traitement énergique. Sans se bercer de l'espoir
chimérique d'une cure radicale, la circonstance
n'est-elle point opportune pour employer la méthode
de Valsalva modifiée ? Ici, la pléthore sanguine est
évidente et excessive ; le sujet a de la force et de
la résistance vitale ; son esprit est calme ; il est
surpris de l'attention et des investigations répétées
dont il est l'objet, et auxquelles il se prête avec
bonté. Nous ne savons pas de contre-indication à de
larges évacuations sanguines, même rapprochées,
qui, selon toute probabilité, seraient suivies de succès comme moyen palliatif par excellence, aidées
d'ailleurs d'autres agents thérapeutiques et surtout
d'un régime très-sévère. Quant à l'issue de la maladie, nous devons craindre que la mort ne survienne
par la rupture de l'anévrysme dans la cavité thoracique. Étudiant le sujet, appréciant les circonstances
relatives à la maladie, peut-être sommes-nous au-
torisé à émettre cette opinion ; mais, répétons-le

encore, hardi sans témérité , l'art peut et doit reculer le moment de la catastrophe.

Mais abandonnons les faits de détail, pour nous
livrer aux réflexions qu'ils nous ont inspirées.
Avouons-le , il nous est arrivé, en nous occupant du
sujet que nous avons choisi, ce qui advient à ceux
qui, ne voulant d'abord publier que des observations
isolées , sont entraînés malgré eux, et voient la
matière s'étendre à mesure qu'ils l'étudient; l'ho-
rizon s'agrandit; l'on est porté à comparer, à con-
clure, là où on ne voulait que raconter ce dont on a
été témoin. Malgré l'entraînement auquel nous avons
cédé, loin de nous cependant la prétention de com-
poser une monographie complète sur les anévrysmes
de la portion ascendante de l'aorte! Si tel était notre
projet, nous tracerions une enquête historique, et
fouillant dans Vésale, Valsalva, Morgagni, dans les
Acta medicinæ Berolini, dans les *Disputationes chi-
rurgicæ* d'Haller, et dans des sources modernes où
les exemples ne laissent point que d'être nombreux,
nous présenterions quelques considérations générales sur le sujet en question. Mais notre tâche se
bornera à rechercher l'étiologie de la maladie ; à
indiquer les circonstances où rien ne la décèle, et
les cas où, plus heureux, l'art intervient pour en
établir le diagnostic; à insister, enfin , sur la partie
de la séméïotique qui offre ici le plus de valeur.

Ce sont les données fournies par l'anatomie mor-

D

bide qui ont éclairé la pathogénie des anévrysmes de l'aorte ascendante. Trouverait-on dans la texture du vaisseau quelques circonstances prédisposantes à l'anévrysme ? Nous n'avons point à rappeler l'idée qui prévalut autrefois, idée relative à la possibilité d'une rupture spontanée à l'origine de l'aorte, plutôt qu'au développement de l'anévrysme dans cette partie. Riolan niait les anévrysmes de l'aorte ascendante, à cause de l'épaisseur des parois. Il est néanmoins une disposition de l'aorte, signalée par la plupart des anatomistes : c'est qu'à son origine et à quelque distance de là, la membrane externe est moins prononcée que dans la courbure sous-sternale, par exemple. On sait aussi que, dans sa portion péricardique, l'aorte ascendante reçoit une expansion fibreuse de cette membrane, et l'on a argué de cette disposition que là, le vaisseau, moins extensible que dans le reste de son trajet, faisait que l'anévrysme de cette partie n'était pas susceptible d'acquérir un grand développement, proposition vraie d'une manière générale, mais aussi possible d'exceptions, alors surtout que la tumeur anévrysmale s'est formée avec lenteur (1).

---

(1) Nous avons mesuré et fait mesurer sur plusieurs cadavres, pris autant que possible dans les mêmes circonstances d'âge, l'épaisseur comparative des parois de l'aorte ascendante et de la crosse à sa convexité. Nous

La connexion intime de l'aorte, à sa naissance,
avec le ventricule gauche auquel elle fait suite,
l'action impulsive et première du cœur, qui se fait
sentir dans toute sa force, autorisent à penser qu'à
un certain âge surtout les anévrysmes de la portion
ascendante sont plus communs qu'on ne pourrait
le croire; que de morts subites, attribuées à l'apoplexie cérébrale, sont peut-être le résultat de ruptures anévrysmales de l'aorte ascendante. Quant
aux anévrysmes se manifestant plutôt du côté droit
que du côté gauche de l'aorte, la raison s'en déduit
naturellement du mode de circulation du sang; et
en effet, la contraction du ventricule gauche ne
projette-t-elle point le fluide en haut, en avant et à
droite? Au reste, la tumeur anévrysmale paraît de
préférence où le vaisseau est isolé et privé de la
connexion des parties voisines.

La pléthore sanguine, l'exagération du tempérament sanguin, sorte d'imminence morbide, pré-
disposent-elles aux anévrysmes internes en général?
Nous répondrions par l'affirmative, s'il y avait réellement défaut de rapport, de proportion, entre le
fluide circulant et les vaisseaux qui le contiennent.

---

avons trouvé comme moyenne 0,145^m au moins en plus
pour la dernière. Ajoutons aussi que, l'épaisseur de la
portion ascendante prise à droite et à gauche du vaisseau,
la première l'emporte sur la seconde de 0,506^m.

D'ailleurs, les anévrysmes n'arrivent pas le plus ordinairement aux périodes de la vie où cette pléthore prédomine; s'il en est une qui favorise leur développement, c'est celle que nous nommerons acquise, accidentelle. Dans cet état du système vasculaire, correspondant à ce que les anciens désignaient sous le nom de *plethora ad vasa,* les artères sont surexcitées soit par la quantité, la masse augmentée du liquide, soit peut-être encore par l'addition de principes plus riches, plus stimulants. Peu importe l'explication; mais le fait persiste. Ce qui a surtout fixé notre attention sur ce sujet, c'est la connaissance des cas suivants. Nous avons vu deux hommes dans la force de l'âge être amputés, l'un du bras, l'autre de la cuisse, pour une maladie chronique des os, et prendre, peu de temps après la cicatrisation du moignon, un embonpoint et une prédominance du système sanguin d'autant plus remarquables, qu'avant la maladie, qui avait déterminé le sacrifice du membre, ils étaient maigres : le tempérament de l'un était lymphatique, celui de l'autre bilieux. Eh bien! leur constitution éprouva une véritable métamorphose, et le système sanguin domina tous les autres. A quelques années de distance de l'opération, trois ans et demi environ pour l'amputé de la cuisse, nous ne saurions préciser pour l'autre, ils meurent subitement. Sur celui à la nécropsie duquel nous assistâmes, on trouva un anévrysme avec

rupture de l'aorte, immédiatement après son passage à travers les piliers du diaphragme (cette pièce
figure dans le conservatoire de la Faculté). L'amputé du bras succomba à un anévrysme de la crosse
aortique, sans rupture, mais qui causa la mort par
asphyxie (1).

On nous objectera peut-être que ces hommes
étaient déjà atteints d'anévrysme lors de l'ampu-
tation. Sans pouvoir fournir des preuves du contraire, il nous est permis d'en douter.

La plupart des auteurs qui, à l'occasion de l'anévrysme, se sont occupés de l'étiologie de la maladie,
n'ont pas manqué de citer l'affection vénérienne et
l'usage prolongé ou l'abus du mercure, comme
pouvant produire l'anévrysme. Est-ce donc là l'expression de faits dûment avérés et à l'abri de toute
discussion? C'est ce que nous ne saurions admettre.
Parmi les tissus pour lesquels le virus syphilitique
a une affinité marquée, on trouve la peau, les
muqueuses, les ganglions lymphatiques, et consécutivement les systèmes fibreux et osseux. Ici
ne doit pas figurer le tissu artériel ; son peu de
vitalité le rend étranger, assez ordinairement, aux
sympathies qui retentissent dans l'organisme. Nous

---

(1) Ce dernier cas ne s'est point passé sous nos yeux ;
il nous a été communiqué avec détails, mais verbalement,
par un confrère éclairé et digne de toute confiance.

sommes heureux que la position dans laquelle nous avons été placé durant notre carrière médicale, nous permette d'avoir, en pareille matière, une opinion basée sur l'expérience. C'est pendant plus de deux ans que nous avons été chargé en chef, à l'hôpital maritime de Toulon, du service des vénériens. C'est là que, sur un grand nombre de sujets, il nous a été loisible d'observer la syphilis dans ses formes les plus variées, d'étudier les modifications apportées par l'âge, les constitutions, etc. Nous avons vu succomber quelques individus en proie à une vérole constitutionnelle, et, on peut le dire, réfractaires à toute espèce de traitement. Nous avons procédé à l'ouverture des cadavres, et l'exploration la plus minutieuse n'a rien fait découvrir de particulier dans le système artériel; et cependant nous l'explorions avec le pressentiment d'y rencontrer quelque altération, supposant qu'une des formes qu'affecte la syphilis, la verruqueuse, avait été constatée sur les valvules sygmoïdes de l'aorte; et de là, par analogie, on avait cru la retrouver sur ou dans l'épaisseur de la tunique interne des artères. Nous avons maintes fois, sur des sujets dont nous connaissions l'histoire de la maladie, rencontré des lésions de cette nature, et ces prétendues excroissances verruqueuses ne sont que des hypertrophies de la tunique propre du système vasculaire à sang rouge, ou des végétations du tissu cellulaire sous-jacent. La coïncidence d'une maladie syphilitique, avec une lésion organique de l'aorte, a pu ici donner le change.

On a aussi avancé que l'usage abusif du mercure, ou son emploi dans quelques cas où les individus le supportent péniblement, n'était pas sans influence sur la production de l'anévrysme de l'aorte. Qu'il nous soit encore permis de manifester nos doutes. Nous dirons plus; car les préparations mercurielles à forte dose sont un précieux anti-phlogistique, qui trouverait peut-être même son application dans l'artérite aiguë. Les effets toxiques du mercure, et spécialement sous forme de deuto-chlorure, autoriseraient-ils donc à avancer que son action s'exerce aussi sur le système artériel? On sait qu'il agit en diminuant la contractilité organique du cœur, mais ce n'est là qu'une suite de l'atteinte portée à l'innervation. Le professeur Orfila avance que l'on trouve des taches rouges, brunes, sur l'endocarde. Nous demanderons si c'est là un résultat de l'entoxication, ou un phénomène cadavérique d'imbibition sanguine, survenue après la mort.

Nous sommes porté, malgré de graves autorités, à appliquer au vice scrophuleux ce que nous venons de dire du syphilitique; l'un et l'autre ne concourent que très-rarement, comme cause prédisposante, à la production de l'anévrysme aortique. Cependant, rappelons ce que Broussais a dit à ce sujet:

« Le tissu artériel, qui est de même nature que les autres tissus blancs, est moins solide et moins ferme chez les scrophuleux que chez les personnes autrement constituées, attendu qu'ils ont été privés, dans leur première jeunesse, de l'influence des principaux agents de nutrition. » Notre célèbre et malheureux ami Delpech avait quelque tendance à trouver des rapports entre le développement de l'anévrysme et les signes ordinaires de la diathèse scrophuleuse. Les occasions ne nous ont pas manqué d'étudier le tissu artériel chez les scrophuleux, et nous y avons rarement constaté des modifications remarquables.

N'est-ce pas un phénomène digne de remarque, que cette intégrité du tissu artériel au milieu d'énormes productions encéphaloïdes qui l'environnent?

Ce n'est pas toujours dans le vaisseau lui-même qu'il faut rechercher la cause de l'anévrysme. Et ne sait-on pas que l'hypertrophie du cœur est une de celles qui l'occasionnent le plus ordinairement?

Pour que la circulation s'accomplisse suivant un rhythme normal, ne faut-il pas que plusieurs agents y apportent leur contingent d'action? C'est ainsi que la force contractile du cœur, bien que toute-puissante, ne suffit pas seule. Elle a besoin d'être secondée par cette cause réactrice des artères : l'*élasticité,* à laquelle on donne aussi le nom de contractilité, bien que, considérée dans le système artériel, elle

n'ait rien d'analogue à la contractilité musculaire.
Il faut donc, dans la circulation sanguine, qu'il
existe un rapport harmonique entre le moteur
principal du sang et les conduits artériels, que l'on
ne saurait aujourd'hui considérer comme des tubes
inertes, destinés à contenir seulement le sang, sans
aider à sa progression. Que la force expulsive du
cœur augmente d'une manière persistante, l'élasticité artérielle restant la même, voilà un motif de
trouble dans la circulation; et cette suraction cardiaque trouve sa raison dans le système artériel
lui-même, dont les propriétés n'ont pu s'accroître
à l'instar du cœur; car, malgré la différence d'organisation du cœur et des artères, il y a entre eux
une sorte de solidarité fonctionnelle : la circulation artérielle vient-elle à languir, le cœur y sup-
plée par un surcroît d'action, qui, à la longue,
modifie son tissu et occasionne l'hypertrophie.
Peut-être même qu'il est une hypertrophie congénitale du cœur, et spécialement du ventricule gauche,
alors que les artères n'offrent rien de particulier
dans leur organisation. De-là, une prédisposition
marquée aux altérations des gros vaisseaux à sang
rouge. Dans cette sorte de subordination morbide
de l'aorte et du cœur, l'hypertrophie de cet organe
est-elle plus souvent cause qu'effet? Dans presque
tous les exemples d'anévrysmes de l'aorte thoracique, soumis à notre examen, nous avons trouvé

l'hypertrophie du ventricule gauche avec un développement plus ou moins considérable, suivant
l'ancienneté de l'affection.

Dans l'hypertrophie cardiaque essentielle, celle
qui trouve, dans l'organe lui-même, la raison de
son existence, l'on ne remarque ordinairement dans
l'aorte qu'une simple dilatation à son origine, et
sans aucune altération de tissu.

Voyons quels sont les modes morbides, inhé-
rents au vaisseau lui-même, et susceptibles de
figurer parmi les causes de l'anévrysme. Mais,
avant de parler de la lésion matérielle, ne faut-il
pas reconnaître, dans l'étiologie, un affaiblisse-
ment local des parois artérielles, une sorte de
paralysie, surtout de la membrane moyenne, et
donnant lieu à une série de phénomènes que nous
ne devons point décrire, et qui peuvent entraîner
l'anévrysme? Enfin, sans qu'on puisse le prouver,
il ne répugne pas d'admettre une lésion dynamique
ou nerveuse. Ajoutons que cet état, que nous
supposons ainsi, ne détermine point par lui-même
l'anévrysme, mais il devient l'occasion de véritables
lésions organiques; car la modification de la fonction amène, à la longue, comme conséquence nécessaire, celle de l'organisation, et réciproquement.

Si, sous le rapport descriptif, l'anatomie pathologique a avancé l'étude des altérations diverses du
système artériel, en est-il donc ainsi, quant à leur

pathogénie proprement dite? Multipliant les espèces
morbides, leur imposant des noms peu en rapport
avec leur nature, n'aurait-on pas négligé les affinités de ces productions nouvelles entre elles,
signalant, comme maladies différentes, des degrés
de la même affection? Quoi de plus vague, en
effet, que ces expressions d'athérome, stéatoma-
tome, etc., qui pourraient bien indiquer les diverses
évolutions du tubercule, depuis l'état de crudité
jusqu'à la suppuration? Pour nous, il est avéré
que le tubercule ne se rencontre que rarement dans
le tissu artériel, et que son siége le plus ordinaire
est entre la tunique interne et la moyenne.

D'autre part, cet acte morbide complexe, l'inflammation, domine-t-il, comme cause primitive,
toutes les maladies des artères? Il est bien loin
d'en être ainsi, et il figure assez largement dans la
plupart de ces lésions pour ne pas lui accorder une
extension exagérée. Pour connaître le rôle fréquent
et important que joue l'artérite dans la production
des anévrysmes thoraciques, pour l'apprécier, rappelons la texture de la triple enveloppe artérielle,
indiquant quelles sont les tuniques spécialement
affectées dans l'anévrysme, en raison de leur organisation et de leurs fonctions. Formulons ainsi
rapidement les propriétés de chacune d'elles. L'externe, ou fibro-celluleuse, a pour attributs la résistance et l'extensibilité. La moyenne, ou jaune

élastique, se distingue surtout par sa force d'élasticité ; l'élasticité domine dans les grosses artères, la
contractilité dans les petites. Quant à la troisième
tunique, elle est destinée à faciliter la marche du
sang. Quoique, considéré collectivement, le système artériel jouisse d'une vitalité obscure, celle-ci
paraît moins développée encore, dans la tunique
moyenne, que dans l'interne et la fibro-celluleuse.
Eh bien ! dans l'artérite non traumatique, mais dans
celle provenant de causes internes, et qui semble
procéder de dedans en dehors, le ramollissement,
suite inévitable de la phlegmasie, la déposition de
produits morbides dans la substance des membranes, et, plus souvent encore, entre elles, sont des
causes d'anévrysmes. Néanmoins, cette vérité est
susceptible d'être restreinte dans de certaines limites, et nous devons ici entrer dans quelques expli-
cations. Quand l'artérite est consommée, on trouve
des produits pseudo-membraneux entre la tunique
interne et la moyenne, et on comprend que, dans
un vaisseau comme l'aorte, cette lymphe plastique,
sécrétée par la membrane interne hypérémiée, ne
peut s'organiser, ni même adhérer au vaisseau, en
raison de la force du courant sanguin. Après une
macération prolongée, dans le cas d'aortite, on
reconnaît que la tunique interne est moins altérée
dans son tissu qu'elle ne le paraît d'abord au premier
examen ; et ce qu'il importe surtout de faire re-

marquer, c'est que l'adhésion de cette membrane et de la moyenne est moindre par la déposition de produits nouveaux. Ici, il se passe un phénomène curieux, servant à expliquer l'atteinte portée à l'élasticité, propriété si caractéristique des artères. L'on sait, et c'est surtout le docteur Manec (*voir le traité théorique et pratique de la ligature des artères*) qui l'a démontré, que les fibres concentriques internes les plus courtes, entrant dans la composition de la tunique jaune élastique, ne se bornent pas à la couche qu'elles forment, mais viennent, par leurs extrémités internes, adhérer en grande partie à la membrane sous-jacente : ce sont ces fibrilles de la tunique moyenne, qu'un examen peu attentif a fait considérer comme un tissu filamenteux, servant à unir les deux membranes. N'arrive-t-il point aussi, à la suite de l'artérite, que la membrane interne, isolée, séparée de celle avec laquelle elle est en contact, perd en partie ses moyens de nutrition, qu'elle s'exfolie, et que, là où elle manque, l'ondée sanguine se trouve en rapport avec la tunique propre du vaisseau? Nous avons étudié les altérations que subit la tunique élastique; elle nous a rarement présenté les témoignages évidents de l'inflammation aiguë, rarement nous y avons constaté l'injection vasculaire. Lorsque la phlegmasie a passé à l'état chronique, cette membrane est alors sensiblement modifiée; elle devient sèche et friable.

Quant à la tunique extérieure, elle est surtout remarquable par l'arborisation des *vasa vasorum*, par
sa perte de cohésion ; cependant la tunique extérieure participe moins à l'artérite aiguë que l'interne.

L'influence accordée aux ossifications, en ce qui
concerne l'étiologie des anévrysmes aortiques, est
encore une de ces vérités qu'on ne peut méconnaître, seulement elle a pu être exagérée.

Sans nous occuper ici de ce que présente d'in-
correct le mot d'ossification, pour désigner un état
qui n'a de commun avec l'os qu'une sorte d'encroû-
tement, par la déposition de sels calcaires, il
semble d'abord de toute évidence que la solidifica-
tion d'une artère, la privant de son élasticité et la
réduisant à la condition d'un tuyau inerte, doit
favoriser la formation de l'anévrysme spontané.
Néanmoins, l'ossification sénile, que nous sommes
dans l'habitude de considérer comme un phénomène presque physiologique, envahit, dit-on,
d'emblée la tunique moyenne, mais ne s'y borne
point ; car elle se propage aux autres membranes,
et même entre elles, sans occasionner de trouble
notable dans la circulation. C'est ainsi que, chez
la plupart des personnes avancées en âge, on rencontre l'artériectasie, ou la dilatation du grand sinus
de l'aorte. Certes, il n'y a point de rapport à établir
entre la fréquence des ossifications artérielles dans

la vieillesse, et le nombre d'anévrysmes observés
à cette période de la vie. Mais ce qu'il convient
d'ajouter, c'est que, dans cette admirable solidarité
des instruments concourant à la circulation du
sang, l'on voit en quelque sorte le cœur suppléer,
jusqu'à un certain point, à l'action des grosses artères. Ne retrouve-t-on pas chez les vieillards,
alors que l'ossification occupe une certaine étendue
de l'arbre artériel, la coïncidence de l'hypertrophie
du ventricule gauche avec cette disposition?

Il est un autre genre d'incrustation, envahissant
les artères avant l'âge avancé des sujets, incrustation dont le siége le plus ordinaire existe entre la
tunique moyenne et l'interne, genre d'altération
que l'on s'accorde à regarder surtout comme propre à déterminer les anévrysmes de l'aorte. Toutefois, ces ossifications, toujours la source d'accidents graves, atteignent ou les gros vaisseaux,
ou ceux d'un moindre calibre; il est rare que la
totalité de l'arbre artériel soit envahie par l'ossification. Si les vaisseaux ossifiés sont éloignés du
cœur, comme aux extrémités par exemple, il y
aura des symptômes de gangrène par suite de la
perte de ressort des artères; et ici l'influence du
cœur est d'autant moindre que les vaisseaux sont
plus éloignés : aussi est-il établi, par des faits
et des expériences, que l'épaisseur des parois artérielles est en raison inverse de la capacité de ces

vaisseaux. On peut avancer que, dans ceux à sang rouge, d'un petit calibre, la contractilité domine. Supposons l'ossification bornée à l'aorte thoracique, par exemple, et ayant, dans un trajet assez long et par une sorte d'usure, détruit la membrane interne ; malgré cette double lésion, d'une part l'ossification, de l'autre la destruction d'une membrane, il s'en faut que l'anévrysme soit ici une conséquence nécessaire. Rapportons, à l'appui de cette assertion, celle d'un observateur judicieux déjà cité, M. Manec ; il s'exprime ainsi : Quand la membrane interne est détruite, la disposition des fibres de la tunique moyenne vient opposer un obstacle insurmontable à son infiltration par le sang, et ce, à cause du rapprochement de l'extrémité interne de ses fibres, et de la torsion particulière qu'elles éprouvent avant de prendre la direction longitudinale. Quand les artères sont garnies de plaques cartilagineuses ou ossiformes, le sang peut arriver aisément, en plusieurs endroits, sur la tunique moyenne, passant à travers les fissures qui séparent les plaques morbides entre elles, et cependant encore les anévrysmes sont très-rares, comparés à la fréquence des ossifications artérielles ; le contact du sang sur la membrane moyenne ne peut donc suffire pour le développement de l'anévrysme. Il faut qu'un effort quelconque amène une rupture, ou même une simple gerçure de la face interne de la fibreuse.

Parmi les causes que nous venons d'indiquer, il en est une dont la découverte récente est due à l'anatomie pathologique, et qui, du moins jusqu'à ce jour, ne nous paraît avoir été trouvée que sur l'aorte : nous voulons parler de ces kystes développés dans les parois artérielles, sous la membrane fibro-celluleuse, et s'ouvrant dans la cavité du vaisseau. Corvisart, Stenzel et M. Bérard ont signalé des faits semblables.

Si les anévrysmes des membres reconnaissent souvent pour cause un déploiement musculaire considérable, pour vaincre une résistance extérieure, il en est de même pour l'aorte thoracique, bien que sa position paraisse l'en préserver. C'est en interrogeant les personnes atteintes de cette maladie, que nous avons appris, de leur bouche, qu'ils la rattachaient à un effort violent, à une chute, à une percussion forte sur le thorax, à un développement énergique de forces pour soulever un fardeau. Faut-il donc rappeler que dans l'effort il y a toujours compression de la poitrine, qui est le point d'appui des muscles agissants ? Et c'est là un fait capital qu'il importe de ne point oublier dans le mécanisme de l'effort. Il est facile de concevoir, à part l'action si marquée de tout grand développement musculaire sur le cours du sang qu'il refoule vers l'aorte, que ce vaisseau peut être en même temps tiraillé, contus, déchiré dans ses tuniques

E

interne et moyenne, et qu'il se laisse distendre par le courant sanguin, sans, à son tour, réagir sur lui.

Avant de terminer ce qui concerne l'étiologie des anévrysmes de l'aorte thoracique, appelons l'attention des médecins sur le rapport de causalité existant entre l'arthrite aiguë fébrile de nature rhumathoïde et les anévrysmes en question. Ce n'est pas ici une idée préconçue, mais la conséquence de l'observation. Le commémoratif, chez plusieurs individus en proie à des anévrysmes internes, vient nous démontrer que souvent ils ont été tourmentés de douleurs rhumatismales, et, comme dans les anévrysmes en question les effets sont ordinairement intermittents malgré la persistance de la cause, des erreurs de diagnostic sont parfois commises quand la tumeur anévrysmale n'a point acquis un grand développement ; que si la maladie est déjà avancée, les douleurs rhumatismales ne se font plus ressentir. Le raisonnement et l'analogie ne portent-ils pas, d'ailleurs, à admettre la cause que nous signalons ? Notre habile collègue, le professeur Bouillaud, a démontré, d'une manière péremptoire, que les arthrites aiguës et fébriles amènent communément l'endocardite. Cette phlegmasie, de même nature à l'état aigu ou sub-aigu, peut affecter la tunique interne de l'aorte par continuité de tissu, puisque la membrane interne, tapissant tout le système

artériel, n'est qu'une extension de celle du ventricule gauche du cœur.

Dirons-nous la fâcheuse influence des affections
morales sur la production des anévrysmes internes?
Burdach, dans son *Traité de physiologie*, considéré
comme science d'observation, avance que toute
excitation violente et orageuse de la vie a principalement son siége, ou point de départ, dans le
système sanguin.

Il en est des anévrysmes de l'aorte comme de certaines maladies organiques qui naissent, s'accroissent sourdement, dans des parties dont la vitalité
est obscure et les liaisons sympathiques bornées;
déjà l'altération de tissu est profonde sans qu'aucun
trouble fonctionnel l'ait révélée : proposition vraie
dans la majorité des cas, mais passible d'exceptions
suivant la localisation anatomique de l'anévrysme.
Au point de vue de leur symptomatologie, les anévrysmes aortiques doivent être considérés suivant
les diverses époques de leur existence et divisés en
trois périodes :

La première, ou de formation, ordinairement latente, n'entraîne que peu ou point de trouble dans
la circulation.

Dans la seconde, ou d'accroissement, la tumeur
acquiert un volume plus considérable, des signes
de compression portant sur les organes voisins se

déclarent : il est rare que le mal échappe alors aux moyens d'investigation.

La troisième période, ou de terminaison, est caractérisée par la gravité croissante des symptômes et la désorganisation des parties, désorganisation suite de la compression, et enfin par l'imminence de l'ouverture de la tumeur anévrysmale. Quelquefois à cette dernière époque survient la perforation, ou mieux l'abrasion des os voisins de la tumeur; et alors la compression diminuant, ou cessant par la saillie de l'anévrysme en dehors du thorax, les accidents se calment pour un temps, mais le danger n'en persiste pas moins quoique la douleur ait diminué.

Les signes des anévrysmes de l'aorte, même pris collectivement, n'ont point toujours assez de valeur pour conduire, d'une manière certaine, à la connaissance du mal; et, trop souvent, au milieu de cette confusion qu'ils font naître dans l'esprit du médecin, combien il devient difficile d'établir un bon diagnostic? N'est-il pas incomplet, quand on parvient à juger que la lésion doit exister dans les instruments de la circulation, sans préciser davantage et le siége et la nature de cette lésion? Avant la découverte de l'auscultation, si les anévrysmes profondément situés n'échappaient pas à quelques médecins expérimentés et en quelque sorte privilégiés, il faut en faire honneur à leur talent d'observation plutôt qu'aux ressources de l'art. Celles-

ci étaient restreintes dans d'étroites limites ; et,
pour quelques circonstances exceptionnelles où le
mal était diagnostiqué, que de mécomptes !

Nous n'allons pas, analysant ici chaque symptôme d'une manière isolée, démontrer combien il
est peu significatif par lui-même, comme il peut
faire illusion, alors qu'il se retrouve dans des affections par leur nature fort éloignées de l'anévrysme.
Nous nous contenterons de rappeler sommairement
quelques signes qui semblent mériter le plus d'importance relative.

Par exemple, l'état du pouls indique-t-il que le
plus volumineux des vaisseaux artériels soit altéré
dans une partie de son étendue? Et, répéterons-
nous, que dans l'anévrysme aortique les deux
pouls ne sont pas isochrones, que celui du côté de
la tumeur est remarquable par sa petitesse et son
intermittence? Cela peut être, et nous en avons
rapporté un exemple dans une circonstance où l'anévrysme de la portion ascendante de l'aorte, propagé
à droite de la courbure sous-sternale, avait atteint le
tronc brachio-céphalique. Que celui-ci soit rétréci,
le pouls du côté droit différera du gauche, et dans
l'anévrysme siégeant à la portion ascendante les artères sont isochrones, sauf des obstacles étrangers
à notre sujet. Ne faut-il pas d'ailleurs admettre que
les modifications apportées au caractère du pouls
sont plutôt la conséquence des maladies du cœur que

de celles de l'aorte, assertion que justifie le rôle rempli par chacun d'eux dans la circulation? Voici néanmoins ce que nous avons remarqué, quant au pouls, dans les anévrysmes de l'aorte. L'intermittence est accidentelle et coïncide assez ordinairement avec les ossifications artérielles; ce que l'on peut constater chez la plupart des vieillards atteints d'anévrysme. Dans la seconde période, quand il y a déjà hypertrophie du ventricule gauche, le pouls est petit et faible, ce qui fait opposition avec la force impulsive du cœur (nous parlons de l'hypertrophie concentrique). L'on sait que dans l'hypertrophie essentielle du cœur, le pouls est fort et dur.

Les accidents suscités dans l'acte respiratoire par l'anévrysme, varient suivant la région du vaisseau où il advient. Quand son siége est en avant et dans l'intervalle correspondant aux poumons, ce n'est que vers la fin de la maladie que la respiration éprouve de la gêne. Le plus léger mouvement, surtout dans l'action de monter, rend la respiration suspirieuse. Les malades demandent de l'air, ils étouffent, et ces accès de suffocation sont intermittents, sous l'influence surtout de la température atmosphérique. Dans l'espèce d'anévrysme qui nous occupe, rarement les vaisseaux aériens sont comprimés ; aussi est-il facile de distinguer le bruit respiratoire, qui n'a plus lieu quand la tumeur

anévrysmale de la crosse aortique repose sur la trachée-artère ou les premières divisions bronchiques.
Lorsque par suite d'adhérences avec la plèvre et le
sac anévrysmal, disent les auteurs du *Compendium
de médecine pratique,* dans l'article *Anévrysmes de
l'aorte*, article qui est un résumé exact et judicieux
de ce que la science possède sur cette matière,
un sentiment d'ébullition est perçu et accusé par le
malade ; il est vrai que ce n'est pas en ce seul cas
que le bouillonnement intérieur de la poitrine se
manifeste. On le retrouve encore dans la phthisie
pulmonaire avancée et dans la bronchite chronique.
Il provient de la rupture successive des bulles qui
se développent au sein des cavernes pulmonaires,
ou de l'arbre bronchial par l'agitation de l'air et
des mucosités. Si, dans les cas les plus fréquents,
la respiration n'est que secondairement atteinte dans
les anévrysmes de l'aorte ascendante, citons-en une
espèce où l'altération de la fonction devient le caractère dominant et comme le symptôme le plus
grave : nous voulons parler de ces anévrysmes qui,
bien que rares, n'en sont pas moins réels, et qui
ont pour siége la partie gauche de l'aorte confrontant avec le tronc de l'artère pulmonaire. Quand
la tumeur vient à acquérir un certain volume, la
compression de ce vaisseau empêche les poumons
de recevoir la quantité de sang qui doit y être arté-
rialisé. Dans cette sorte d'anémie pulmonaire, la

respiration est toujours laborieuse, avec des paroxysmes se succédant rapidement, et le malade éprouve un état d'angoisse, et même de désespoir, peu susceptible d'être calmé (1). Tout récemment le docteur J. Reid, d'Edimbourg, a vu, sur un homme de l'âge de 36 ans, adonné à l'intempérance, un anévrysme de l'aorte ouvert dans l'artère pulmonaire. La tumeur anévrysmale, du volume d'une orange, était située près de l'origine de l'aorte, communiquait avec l'artère pulmonaire par une fissure récente et de vingt-sept millimètres de long.

La toux n'est qu'un phénomène accidentel dans le genre d'anévrysme dont il est ici question.

Parmi les symptômes communs aux anévrysmes aortiques figure aussi la syncope, qui généralement appartient plutôt à l'anévrysme vrai qu'à l'anévrysme faux, quoiqu'elle ait été observée dans celui-ci; mais, à part des modifications subites de l'innervation, qui, dans les altérations des gros vaisseaux

(1) Voir l'observation de M. Louis, mentionnée dans le répertoire général des sciences médicales, *Anévrysmes de l'aorte*. Malgré la compression exercée par une tumeur anévrysmale, du volume d'une pomme reinette environ, l'artère pulmonaire conservait ses dimensions naturelles et était peu déformée. M. Louis, ce modèle des observateurs pour la sagacité et la scrupuleuse exactitude, n'a rencontré qu'une fois une semblable disposition dans neuf cents ouvertures de cadavres.

ainsi que du cœur, provoquent la syncope, celle-ci arrive, alors qu'une partie de l'ondée sanguine, projetée par le cœur dans l'aorte, reflue dans le ventricule gauche. La syncope est liée à l'insuffisance des valvules sygmoïdes plutôt qu'aux espèces d'anévrysmes aortiques.

La position que préfère le malade est constante, dans ce sens, du moins, qu'il ne se place jamais sur le dos et rarement à gauche : le corps est porté en avant, infléchi de préférence à droite, et les mains prennent un point d'appui. Quand la tumeur anévrysmale est volumineuse, c'est presque toujours du côté où elle existe qu'il se couche.

L'œdème des membres et du tronc est moins fréquent dans l'anévrysme de l'aorte que dans les lésions organiques du cœur : cette remarque est due à Morgagni. Cependant l'infiltration séreuse de la face et des membres supérieurs accompagne toujours l'anévrysme aortique, placé de manière à comprimer la veine cave supérieure. Quant à la coloration de la figure, nous l'avons plus ordinairement vue jaune-paille qu'injectée ou violette, bien que ce dernier mode de couleur soit sous la dépendance de la tumeur anévrysmale, placée à droite de l'aorte ascendante, de manière à comprimer l'oreillette droite et à gêner le retour du sang qu'y apporte la veine cave descendante. Nous avons ouvert le corps d'un sexagénaire, offrant l'exemple d'un semblable

anévrysme. Cet homme fut apporté mourant à l'hôpital et dans un état vraiment apoplectiforme : la
face était boursoufflée et livide, par l'extrême congestion du système veineux ; la tumeur anévrysmale, sans rupture et du volume du poing, refoulait
de gauche à droite la veine cave inférieure, près
son embouchure dans l'oreillette ; au-dessus du point
de compression de ce tronc, la veine avait acquis le
double de son volume ordinaire. Nous n'avons pu
recueillir aucun renseignement sur l'histoire de cet
homme qui était étranger.

Les choses ne se passent pas toujours d'une manière aussi funeste, ou du moins aussi prompte,
quand la veine cave supérieure est comprimée. Nous
devons à M. Reynaud la publication d'un fait curieux
dans lequel la tumeur anévrysmale amena l'oblitération de la veine cave supérieure, et c'est à la
faveur d'un système veineux anastomotique, que le
sang des parties supérieures était transmis dans la
veine cave inférieure, pour aboutir dans l'oreillette
droite.

Le genre et le siége de la douleur, sans rien
offrir de constant, méritent, néanmoins, d'être pris
en considération dans l'espèce d'anévrysme qui nous
occupe ; nous l'avons vue assez souvent fixée derrière le sternum, et les cinq ou six dernières vraies
côtes droites, près la jonction des cartilages avec
les os. La douleur se montre gravative, continue.

Chez deux malades, elle était exactement restreinte aux insertions costales droites du diaphragme ; mais la douleur n'est pas ici en rapport avec la gravité du mal. Dans l'anévrysme dont le siége est à l'origine de l'aorte, c'est à la base du thorax qu'elle se manifeste ; tandis que, dans celui de la crosse, elle se fait ordinairement ressentir au sommet. Il est une circonstance où la douleur présente un caractère d'acuité qui en impose, si la maladie n'a déjà été reconnue. Ainsi, quand la tumeur anévrysmale, voisine du sternum ou des côtes, acquiert assez promptement un volume plus considérable, alors la douleur devient térébrante : les malades la rapportent à la moelle des os (ce sont leurs expressions). L'auscultation dissipe bientôt l'erreur et éclaire la nature du mal.

Quant à ces battements d'expansion de l'anévrysme et d'isochronisme avec les artères, battements que l'on perçoit par l'apposition de la main sur la région de la tumeur, ils ne méritent qu'un certain degré de confiance : par exemple, dans les collections purulentes développées dans le médiastin antérieur, on sent un mouvement de pulsation qui se propage au sternum, et qui est imprimé par l'aorte au liquide constituant l'abcès. Nous avons été témoin d'un fait, et bien qu'il se soit passé depuis longtemps, il n'en est pas moins présent à notre souvenir. Une femme de 68 ans, célibataire, portait depuis douze années un cancer mammaire. Il fut amputé ; et, peu de temps après, la malade fut prise d'une douleur vive derrière le sternum, avec sensation d'une chaleur brûlante. Bientôt les ganglions axillaires du côté du sein enlevé s'engorgent, au point de gêner les mouvements du bras. Cette ganglionite resta indolore : « Tout mon mal, ne cessait de répéter la malade, est dans la poitrine. » L'auscultation fait reconnaître la présence de tubercules et de cavernes dans les deux poumons ; mais ce qui excite surtout l'attention, c'est que le sternum est projeté en avant, et qu'avec l'oreille ou le stéthoscope on entend un bruit de soufflet distinct, dans toute l'étendue de cet os ; l'état de maigreur est extrême, et permet de sentir une pulsation, un mouvement d'expansion, isochrone à celui du pouls. Il était facile de se méprendre, et c'est ce qui arriva. Le diagnostic portait : phthisie pulmonaire au troisième degré, avec anévrysme de toute la portion ascendante de l'aorte. A la mort, qui advint vingt-sept mois après l'opération du cancer, nous trouvâmes une énorme masse de ganglions lymphatiques, occupant la plus grande partie du médiastin ; quelques-uns d'eux, aussi volumineux qu'un œuf de pigeon, étaient remplis de matière encéphaloïde. On retrouvait cette substance dans les ganglions bronchiques et mésentériques. Usé par la tumeur accolée à sa face postérieure, le sternum était d'une minceur remarquable ; son tissu était ramolli ; on le coupait avec facilité. Quant aux poumons, farcis de tubercules, on trouvait dans quelques parties, et spécialement au sommet, des cavernes.

La percussion, qu'elle soit médiate ou immédiate, n'est que d'un faible secours, comme moyen de diagnostic, dans les anévrysmes de l'aorte thoracique.

Au milieu de l'incertitude, du vague des signes rationnels, hâtons-nous de reposer l'attention sur un mode d'exploration qui, révélant souvent au praticien les secrets que les organes thoraciques ont pour lui, constitue une sorte de séméïotique physique. Honneur à celui qui offrit cette rare et heureuse alliance des traditions antiques de notre art, et des progrès contemporains auxquels il contribua si puissamment, en élevant, dans son ouvrage sur l'auscultation, un si beau monument à la médecine ! Avec quelle philosophique et exemplaire réserve a su procéder Laënnec ! Ici, ce n'est plus l'exagération et l'enthousiasme qui entraînent les novateurs. N'a-t-on pas vu cet excellent esprit prévoir les limites de sa découverte et même les restreindre ? Singulier spectacle ! Un observateur des plus distingués, et que nous aimons à citer alors que nous avons foi à ses œuvres, M. Bouillaud, a plaidé la cause de l'auscultation contre son inventeur, et a donné à celle-ci une application, une extension qu'il semblait lui dénier dans certaines maladies. En est-il une preuve plus afférente à notre sujet que ces paroles si explicites de Laënnec : « Entre toutes les lésions graves des organes placés » dans l'intérieur de la poitrine, trois seulement » restent sans signes pathognomoniques constants, » pour un médecin exercé à la percussion et à » l'auscultation : l'anévrysme de l'aorte, etc., etc. »

Mais ce que le génie d'un homme invente, les travaux des autres le perfectionnent : c'est le sort qui était réservé à l'auscultation. Déjà, en 1823, M. Bouillaud, dans sa thèse pour le doctorat, thèse intitulée : *Essai sur le diagnostic des anévrysmes de l'aorte, et spécialement sur les signes fournis par l'auscultation dans cette maladie ;* et depuis, d'autres médecins distingués, ont montré l'avantage que l'on pouvait retirer de ce moyen, pour arriver à la connaissance des anévrysmes de l'aorte. La vérité, on le sait, est loin des extrêmes, et ce moyen, il faut l'avouer, a ses bornes, relatives à la période du mal, à la région du vaisseau où il siège et à d'autres circonstances enfin. Nous allons rappeler sommairement ce qui a trait à l'auscultation, quant au diagnostic de l'anévrysme de la portion aortique ascendante, au lieu où le bruit se manifeste ; nous mentionnerons sa nature suivant l'espèce d'anévrysme, les modifications que celui-ci peut subir, et nous dirons les cas où l'auscultation devient sans résultat.

Commençons par établir en principe, que, pour que les anévrysmes dont nous traitons puissent être distingués par le sens de l'audition, il faut qu'ils aient atteint les parois du thorax, puisque c'est le retentissement, produit par la colonne sanguine contre elle, qui imprime à l'oreille la sensation de vibration soutenue, prolongée pendant un temps appréciable, et ayant reçu en acoustique différents noms.

Quoique, en raison directe de l'âge, l'aorte ascendante ait toujours une certaine tendance à se rapprocher de la région antérieure du thorax, elle en est à quelque distance; aussi, dans les conditions normales, on ne perçoit que d'une manière très-obscure les pulsations de ce vaisseau, nous ne dirons point à son origine, puisque l'artère pulmonaire, derrière laquelle elle est placée, s'y oppose, mais même, dans la partie de son étendue où elle devient libre, s'élevant dans l'axe du cœur, entre l'artère pulmonaire et la veine cave supérieure, n'étant, alors qu'elle est distendue par le sang, qu'à sept millimètres du sternum (1). D'après ces considérations, tirées de données anatomiques, l'on con-

---

(1) Voir pour cela *The surgical anatomy of the Arteries, by* Robert Harrisson.

çoit qu'ordinairement les anévrysmes, à l'époque
de leur formation, ou dans cette période que nous
avons nommée *latente*, ne peuvent être reconnus ;
et d'ailleurs, les secours de l'art ne sauraient être
réclamés par ceux qui n'éprouvent aucun dérange-
ment fonctionnel. Quand le mal a fait des progrès,
qu'il est parvenu à la seconde période, la tumeur
anévrysmale, accrue dans son volume, vient prendre
un point d'appui sur le sternum et les côtes droites.
(Nous raisonnons dans le cas le plus fréquent d'anévrysme, occupant la partie antérieure et droite du
vaisseau.) Ici, les suppositions deviennent des réa-
lités, grâce à l'auscultation. C'est surtout à la partie
antérieure du sternum, plus à droite qu'à gauche ;
c'est dans la région thoracique, correspondant à
la jonction des cartilages des trois côtes droites qui
suivent la première, qu'il faut placer l'oreille ou
porter le cylindre (1). Il importe de noter que,
quand la tumeur est ancienne, considérable, et
située au-dessus des valvules sygmoïdes, le cœur

---

(1) Laënnec avoue, avec cette candeur qui le caractérise, que, dans les anévrysmes de l'aorte ascendante observés et néanmoins méconnus, on n'avait pas appliqué
le cylindre sur le sternum. Nous restons convaincu, avec
M. Bouillaud, que, sans cette dernière circonstance,
l'existence de l'anévrysme n'eût pas manqué d'être ap-
préciée par un médecin possédant à un degré si éminent
le don, ou mieux, comme ajoute notre collègue, le génie
du diagnostic.

est assez souvent dévié à gauche et surbaissé. Si
l'anévrysme vrai, ou par dilatation, envahit une
grande étendue de l'aorte, elle s'allonge, et la
pointe du cœur se fait sentir entre le sixième et le
septième espace intercostal.

Si, dans un assez grand nombre d'anévrysmes,
qu'il nous a été permis d'étudier, d'observer à loisir,
nous avions à indiquer le caractère du bruit qui se
manifeste, nous ne manquerions pas de signaler le
bruit de soufflet ; mais ce que la plupart des observateurs ont trouvé, comme nous et avant nous,
nous autorise presque à être affirmatif ; et depuis
que nous avons dû acquérir quelque habitude d'ausculter, nous n'avons que rarement hésité pour ca-
ractériser un bruit qui n'était pas douteux, et qui
variait seulement quant à son intensité. Il se manifeste dans des états morbides assez disparates, pour
entrer dans quelques détails à ce sujet. Ainsi donc,
le bruit de soufflet se distingue dans le rétrécissement des ouvertures cardiaques ou des orifices des
gros troncs artériels, quand le liquide passe d'un
endroit plus large dans un lieu plus étroit et réciproquement, lorsque l'intérieur du vaisseau présente
des aspérités, dans le cas d'insuffisance des valvules sygmoïdes, à la suite de grandes hémorrhagies,
parfois dans quelques cas de chlorose, etc., etc.

Ce bruit de soufflet est-il susceptible d'analyse ?
Il n'est qu'un degré de ce bruit de frottement,

F

type lui-même des autres bruits. Et, en effet, que
de nuances fugitives, depuis le bruit de soufflet
faible jusqu'à celui qui présente le plus de retentissement, nuances que l'oreille peut apprendre à
juger, mais que l'expression ne peut toujours rendre! Ainsi, ce bruit de râpe ou de scie ne serait
qu'un degré plus élevé du bruit de soufflet, et c'est
ce que nous avons pu apprécier, d'une manière
satisfaisante, chez un sujet dont nous avons parlé,
portant un anévrysme de l'aorte ascendante et
d'une partie de la crosse. Dans les régions sternale
et costale droites, c'était le bruit de soufflet qu'on
entendait, tandis que, sous la clavicule du même
côté, le bruit de râpe le remplaçait. Ne devait-
il point être attribué à la résistance de la courbure sous-sternale du vaisseau, qui augmentait le
frottement des globules sanguins? C'est ce frottement, devenu plus aigu, modifié, qui est susceptible de s'élever de l'état de bruit à celui de ton
musical. Mais revenons au bruit de soufflet, qu'il
nous paraît difficile de confondre avec ce double
bruit, résultant de la systole des oreillettes et des
ventricules. Il leur succède d'une manière sou-
daine. Il est brusque, sec, plus prolongé que celui
du cœur, simple quand l'anévrysme est unique,
isochrone aux pulsations artérielles, et se faisant
sentir, d'ailleurs, dans une région autre que la
précordiale. C'est ordinairement à droite, siége du

bruit cardiaque ventriculaire, que l'anévrysmal re-
tentit. Le bruit de soufflet devient éclatant ou sourd
suivant les circonstances, par exemple, dans
l'anévrysme vrai avec amincissement des parois
artérielles, et coagulum sanguin dans l'intérieur.
Il l'est beaucoup moins, dans l'anévrysme faux,
quand le sac est occupé par des stratifications sanguines.

Quant à la multiplicité d'affections du cœur, des
gros vaisseaux ou d'autres organes, se traduisant
par l'existence du bruit de soufflet, nous insistons
pour indiquer que, dans la plupart de ces cas, il
n'est que passager, disparaît pour faire place à un
autre bruit; tandis que, dans les anévrysmes de
l'aorte pectorale, il a un caractère de constance et
de persistance remarquable. Quelque confiance
qu'inspire le signe qui nous occupe, il est toutefois des anévrysmes qu'il ne saurait révéler : tel
serait celui qui, siégeant à l'origine de l'aorte,
serait peu étendu. Le voisinage du tronc pulmonaire, au-devant de l'aorte, ne serait-il point un
obstacle à ce que l'auscultation fût pratiquée avec
quelque chance d'éclairer le diagnostic?

Parmi les avantages attachés à ce genre d'investigation, il en est d'applicables et de profitables à
la science des opérations chirurgicales. Aussi est-
il aujourd'hui de précepte, avant d'entreprendre
une opération de quelque gravité, d'interroger les

principaux organes circulatoires. Cette précaution
est de rigueur surtout dans les circonstances de
ligatures artérielles, nécessitées par des anévrysmes, pour s'assurer s'il n'y a pas de diathèse anévrysmale. Si l'auscultation avait été découverte à
cette époque, l'événement que nous allons rapporter ne fût peut-être pas arrivé. L'opérateur était
l'homme qui tenait, naguère encore, avec éclat,
dans la Grande-Bretagne, le sceptre chirurgical.
Le fait fut publié, en 1808, dans le *Medical-
Repository*, par M. Vases, qui assistait à l'opération. A. Cooper pratiquait sur un homme, encore
dans la force de l'âge, la ligature de l'artère cru-
rale, pour une tumeur anévrysmale de la poplitée.
Le grand chirurgien d'outre-mer incisait les parties
recouvrant le vaisseau à lier, quand tout-à-coup le
malade pousse un gémissement sourd, et est agité
de mouvements convulsifs dans les membres inférieurs. Le pouls devient imperceptible, le visage
cadavéreux, et au bout de dix minutes, à dater du
commencement de l'opération, durant laquelle la
perte de sang a été presque nulle, le malheureux
expire. L'ouverture du cadavre explique bientôt
une mort aussi prompte. On découvre dans le péricarde un gros caillot de sang, moulé sur la face
antérieure du cœur, et formant une couche de quarante millimètres d'épaisseur. On reconnaît un
anévrysme de l'aorte, ouvert dans le péricarde,

au-dessus des valvules semi-lunaires. L'anévrysme est de la grosseur d'une noix, et communique dans l'artère par une ouverture circulaire, plus grande qu'elle n'a coutume de l'être.

La mort, dans les anévrysmes de l'aorte ascendante, survient ou par la rupture du vaisseau, ou à la suite de la compression ou de la destruction des parties environnantes. La première cause est plus fréquente. La tumeur anévrysmale peut s'ouvrir dans les cavités péricardique ou pleurale, dans le parenchyme pulmonaire, dans l'oreillette droite, et enfin dans l'artère pulmonaire.

Dans la seconde partie de notre travail, et à l'occasion des anévrysmes de la crosse aortique, nous nous occuperons de ce qui est relatif à la thérapeutique.

***

ANÉVRYSMES DE LA CROSSE DE L'AORTE.

—

Anévrysme de la crosse de l'aorte.; rupture dans la trachéeartère; dilatation du tronc brachio-céphalique (*Pl.* **V**).

Un travailleur de terre, âgé de 37 ans, tempérament nervoso-sanguin, constitution robuste, avait toujours joui d'une bonne santé, quand, il y a deux ans, à l'époque de la moisson, et par suite d'un travail forcé, il éprouva subitement une douleur déchirante à la partie droite et supérieure du thorax. La respiration devient courte et pénible ; une toux, avec expectoration muqueuse, se déclare presque aussitôt et s'accompagne de quintes, aux moindres mouvements du malade. A peu de jours de là, apparaît, en haut et à droite du sternum, une tumeur pulsatile, agitée de battements violents : la santé s'altère, les forces déclinent ; et, après avoir fait usage, à son domicile, de quelques moyens insignifiants, le malade entre à l'hôpital Saint-Eloi de Montpellier. L'aspect du sujet annonce un état de souffrance déjà ancien ; la figure est amaigrie, et la couleur de la peau d'un jaune terne. Il accuse des douleurs vives et continues vers la région supérieure de la poitrine, au bas du cou et dans l'épaule droite. La respiration est sibilante et s'entend à quelque distance, la toux fréquente, les crachats épais et jaunâtres ; la voix a un timbre sourd et comme caverneux. Le pouls radial gauche est petit, mais régulier : les pulsations varient de 65 à 70, suivant l'état de calme ou d'agitation. Le pouls droit est filiforme et à peine sensible ; les battements de l'artère brachiale, du même côté, ne sont pas plus développés. Une tumeur proémine en dessus de l'échancrure sternale et de l'articulation sterno-claviculaire droite ; l'étendue transversale de cette tumeur est de la partie interne du muscle sterno-cleïdo-mastoïdien gauche jusqu'au scalène antérieur, aplati et refoulé en arrière; elle se prolonge vers la partie droite de la trachée-artère. Du haut et du centre de la tumeur s'en élève une autre qui ne dépasse pas le corps des trois dernières vertèbres cervicales. La double tumeur a des mouvements d'expansion isochrones à ceux du pouls, et faciles à distinguer du battement des oreillettes et des ventricules. L'auscultation permet de reconnaître, sur la tumeur occupant la région cervicale inférieure, un bruit de râpe. En auscultant la poitrine, l'oreille perçoit un bruit de soufflet obscur; les mouvements du cœur sont peu sensibles, mais on les distingue dans une plus grande étendue que de coutume.

Nous n'avons examiné cet homme qu'à trois reprises et à d'assez longs intervalles; mais l'interne de la salle nous a assuré qu'après de nombreuses explorations, il avait obtenu le même résultat.

La maladie est diagnostiquée : *anévrysme de l'aorte et du tronc brachio-céphalique.* Pendant cinq mois, le sujet, placé dans la division des fiévreux, a été observé par la plupart des élèves qui suivent la clinique médicale. Malgré un traitement rationnel, les saignées générales répétées, l'administration de la digitale, du cyanure de potassium, etc., etc., les tumeurs, et spécialement celle formée par la crosse de l'aorte, prennent de l'ac-

croissement. La première pièce du sternum se déjette en avant, et l'extrémité interne de la clavicule
droite éprouve un déplacement sensible. Chaque
jour, la respiration devient plus laborieuse; le
malade ne peut reposer que sur son séant, le corps
infléchi en avant ou à droite. Les douleurs acquièrent de l'intensité. Les derniers jours de l'existence
sont marqués par un anéantissement et une prostration générales, et néanmoins ce malheureux
conserve encore le sentiment de ses souffrances.
C'est après avoir essayé de satisfaire un besoin
naturel, qu'il rend par les voies aériennes, et avec
abondance, un sang rouge et écumeux. Aussitôt
la face devient violette, et en quelques minutes il
expire.

L'autopsie cadavérique est pratiquée vingt-sept
heures après le décès.

Habitude extérieure : marasme complet, affaisse-
ment remarquable des tumeurs. Rien à noter dans
la tête et l'abdomen.

L'aorte, à sa sortie du cœur, est dilatée d'une
manière uniforme, et présente, entre les tuniques
moyenne et interne, quelques lamelles calcaires.
La crosse aortique forme une tumeur inclinée à
droite, développée dans la région supérieure du
vaisseau et surtout dans la postérieure. La première
côte, dans sa portion sternale, la clavicule, à son
extrémité interne, sont abrasées et en partie dé-

truites. L'anévrysme se termine à quatre millimètres et demi de la carotide primitive gauche, tandis
que, par sa partie postérieure, il repose immédiatement sur la trachée-artère. Au-dessous et en arrière
du tronc brachio-céphalique, l'aorte, par une ouverture de quatre millimètres, faite comme par un
emporte-pièce, communique avec la trachée ; mais,
considérée du côté du canal aérien, l'ouverture est
plus étendue que celle de l'artère. Elle intéresse
trois cerceaux cartilagineux et les portions mem-
braneuses qui les séparent. Au pourtour des ulcérations, on cherche vainement des traces de phlegmasie : disons aussi que la muqueuse trachéale est
plus largement intéressée que les cerceaux de la
trachée. Celle-ci est rétrécie au-dessous de l'endroit
comprimé par l'anévrysme, au point d'avoir perdu
près de la moitié de son aire. La muqueuse du
larynx et du conduit qui lui succède est tapissée par
du sang coagulé, résultat de la rupture anévrysmale.
L'ouverture de la crosse aortique nous montre ce
vaisseau dilaté depuis l'origine de sa courbure jusqu'à la naissance de la carotide primitive gauche.
Des couches fibrineuses épaisses remplissent en
partie l'artère, dont les tuniques interne et moyenne
sont détruites et n'offrent que quelques rares lam-
beaux. Quant à la membrane celluleuse, elle a
acquis, au-devant de la crosse, une certaine épaisseur, contraste assez frappant avec cette ténuité qui

la caractérise, aux environs de la déchirure. Les concrétions ossiformes sont moins nombreuses dans la crosse que dans la portion ascendante de l'aorte. Le tronc brachio-céphalique offre une dilatation double de celle qui lui est naturelle, il n'a que treize millimètres et demi de longueur. On dirait qu'il a acquis dans une dimension ce qu'il a perdu dans l'autre. Les deux membranes extérieures sont légèrement hypertrophiées. L'interne manque par intervalles et présente de petites ulcérations de la grandeur d'une tête d'épingle. Partout où elle est détruite, la tunique jaune-élastique se voit à nu, constituant le fond des ulcérations. La cavité du tronc brachio-céphalique est presque entièrement obstruée par une masse fibrineuse solide, d'ancienne date, qui ne permet qu'à un filet sanguin de passer par ce vaisseau.

Les poumons sont sains. Le ventricule gauche du cœur est dans un état d'hypertrophie, mais peu développé et sans aucun changement dans les dimensions de sa cavité.

Ces recherches posthumes expliquent, jusqu'à un certain point, les symptômes observés, et les principaux trouvent ici la cause de leur existence.

Un travail habituellement pénible et accidentellement forcé détermine l'apparition d'une tumeur anévrysmale, à laquelle le sujet était peut-être prédisposé. On sait que l'anévrysme avait son siége

à la région supérieure de la courbure sous-sternale ;
et nous pensons que c'est consécutivement qu'a
eu lieu l'altération du tronc brachio-céphalique ;
car la lésion des deux vaisseaux offrait une grande
différence au point de vue anatomo-pathologique.
A la crosse on a constaté l'existence d'un anévrysme
faux ; mais, pour le tronc brachio-céphalique, la
dilatation, l'épaisseur des tuniques artérielles,
circonstances qui, ordinairement, paraissant s'ex-
clure, n'étaient toutefois point les traits les plus
remarquables. Ce qui a dû appeler notre attention,
ce sont ces enfoncements si nombreux, et dus à la
destruction ou à l'absence de la tunique interne.
Partout son adhérence, avec la membrane sus-
jacente, était moindre. L'embouchure du tronc artériel dans l'aorte était occupée par un coagulum
épais, ancien, le rendant pour ainsi dire imperméable au sang ; aussi le pouls du côté droit était-
il imperceptible (1). La compression médiate, exercée par l'anévrysme sur les branches antérieures
des paires cervicales, ne rend-elle point raison de

---

(1) Il eût été intéressant de s'assurer, sur le cadavre,
comment la circulation collatérale venait ici suppléer le
tronc principal, probablement par les anastomoses de la
carotide, de la vertébrale d'un côté avec l'autre, et par
les communications des artères cervicales avec celles de
l'épaule.

la douleur et de l'engourdissement que le malade ressentait à l'épaule droite ? L'on a vu que l'auscultation donnait lieu à des bruits différents, suivant qu'elle était pratiquée sur la portion extra ou intra-thoracique de la tumeur. Quant à la raucité de la voix, elle était sous la dépendance de la compression de la trachée-artère, et néanmoins nous regrettons que, dans la nécropsie, on n'ait pas mentionné l'état du nerf récurrent droit. A une époque déjà éloignée de nous, et où l'anatomie pathologique était peu cultivée, on regardait comme rare l'ouverture des anévrysmes aortiques dans les voies aériennes. Malloët en consigna un seul exemple, dans les Mémoires de l'Académie royale des sciences, pour l'année 1732. Depuis, des faits semblables se sont multipliés. Richerand en a publié de cette nature, et, après l'exposition de quelques exemples modernes, compulsant l'histoire ancienne, il présume que Sylla, ce farouche dictateur de Rome, a succombé à une semblable affection. Le texte de Plutarque, que nous avons sous les yeux, permet ici le doute quant au genre de mort (1).

---

(1) Ajoutons, pour l'intelligence du passage suivant, que Sylla apprit, la veille de sa mort, que le questeur Granius, devant au trésor public une somme considérable, refusait de la payer, comptant sur la fin prochaine du dictateur pour en frustrer l'Etat ; Sylla le fit venir dans

Terminons ce qui est relatif à l'histoire de cette maladie, en rappelant que l'usure, la destruction des cerceaux de la trachée-artère était moindre que celle de la muqueuse, qui les tapisse à l'intérieur. Ne retrouve-t-on point ici l'application de cette vérité, savoir : que les parties douées de force élastique résistent plus efficacement à la compression que celles qui sont privées de cette faculté?

Annexons à l'observation précédente une autre,

---

sa chambre , et ordonna à ses domestiques de l'étrangler devant lui.

Τῇ δὲ κραυγῇ καὶ τῷ σπαραγμῷ τὸ ἀπόστημα ῥήξας, πλῆθος αἵματος ἐξέβαλεν. Ἐκ δὲ τούτο τῆς δυνάμεως ἐπιγιπούσης, διαγαγὼν τὴν νύκτα μοχθηρῶς, ἀπέθανε.

Par ses cris et son agitation, Sylla rompit l'apostème qu'il portait et rejeta une grande quantité de sang. Cette perte ayant épuisé ses forces, il expira après une nuit pénible.

Encore une fois , ce passage de Plutarque, envisagé au point de vue médical, n'est-il pas susceptible de diverses interprétations ? Le célèbre historien dit que l'apostème se rompit , mais laisse dans l'ignorance sur la voie par laquelle s'écoula le sang. On sait ce que la signification du mot apostème , aujourd'hui inusité , présente de vague. Si l'on suppose, avec Richerand, que la mort ait été le résultat de la rupture d'un anévrysme interne , l'événement ne devait-il pas être instantané ? Il est tout aussi rationnel d'admettre que Sylla succomba à une violente atteinte d'hémoptysie. L'histoire rapporte d'ailleurs qu'il était en proie à une maladie pédiculaire.

qui a quelque analogie avec elle , et dont le sujet est vivant.

Deux ans ne sont point encore écoulés depuis que nous avons donné des soins à une demoiselle , habitant une ville voisine. Nous transcrirons textuellement la note que nous adressa le médecin ordinaire de la malade , homme de savoir et d'expérience : « Mademoiselle G....., âgée de 32 ans, d'un tempérament nerveux , d'une irritabilité extrême , éprouve depuis vingt mois environ des palpitations qui retentissent jusqu'au haut de la poitrine. Ce qui est remarquable , c'est la différence des deux pouls. Le droit est beaucoup moins développé , et j'ai tout lieu de penser que cette disposition accidentelle se lie à la maladie qui siège dans le cœur et l'aorte. D'après les renseignements que j'ai recueillis, il n'y a point eu , dans la famille, d'affections de ce genre. J'ai vainement compté sur l'utilité des saignées générales. Elles jettent Mademoiselle dans une surexcitation nerveuse, capable d'aggraver le mal. Quant aux déplétions sanguines locales, elles ont été jusqu'ici sans résultat avantageux, et j'ai dû me borner à l'administration de la digitale en poudre, et parfois à de légers dérivatifs, portés sur le tube intestinal. »

Voici ce que nous avons constaté , lors de l'arrivée de Mademoiselle à Montpellier. L'embonpoint est médiocre, la peau pâle, les membres inférieurs

sont œdémateux, la figure peint l'anxiété, les yeux
sont agités d'un mouvement continuel et ne peuvent se fixer. La voix a un son rauque. La malade
se plaint de la présence d'un corps étranger, qui lui
serre parfois la gorge (ce sont ses expressions). Une
toux habituelle la tourmente, et à la suite des quintes
qu'elle provoque, les crachats sont striés de sang.
Dans presque toute la poitrine, on entend le râle
muqueux. L'auscultation fait distinguer, derrière
la première pièce du sternum, la clavicule et la
première côte droites, des battements isochrones à
ceux du cœur, leur succédant plus sourds et plus
prolongés qu'eux. Le bruit de soufflet est facilement
perçu. En faisant fléchir à demi la tête sur la poitrine, et plaçant le doigt sur la fourchette, on parvient à toucher une tumeur pulsatile, étendue
transversalement, de la face postérieure du sterno-
mastoïdien droit, à celui du côté opposé. Au-dessus
du sternum, et le long du bord trachéal du sterno-
mastoïdien droit, s'élève une petite tumeur, du
volume d'une noisette, tumeur pulsatile, et dispa-
raissant par la compression. La malade ressent, à
droite du cou et au sommet du thorax, des battements qu'elle compare à des coups de marteau. Le
cœur n'offre rien de particulier. Ses mouvements
sont obscurs. Le pouls gauche, serré, régulier, bat
de 70 à 80 fois par minute. Le droit, comme le
faisait observer notre confrère, est d'une petitesse

extrême, au point qu'il faut tenir quelque temps
la main sur l'artère radiale, pour le trouver. Les
digestions sont pénibles et s'accompagnent assez
fréquemment de vomissements, tôt après l'ingestion
des aliments, vomissements que nous attribuons à
une gastralgie, plutôt qu'à un état phlegmasique de
l'estomac. Depuis l'origine de la maladie, les mens-
trues sont irrégulières et rares. Nous ne saurions
trouver d'expression pour donner une idée de l'excessive susceptibilité nerveuse de Mademoiselle, et
de l'influence que l'atmosphère exerce sur elle. Le
vent du sud l'accable. Elle s'irrite pour la moindre
cause, passe rapidement et sans raison de la joie à
la tristesse, et réciproquement ; tantôt elle se déses-
père, et croit son mal incurable ; un moment après,
elle entrevoit une guérison prochaine.

L'étude des symptômes que nous venons d'exposer,
nous autorise à regarder, comme probable, l'existence d'un anévrysme de la crosse aortique, développé à la partie supérieure du vaisseau. Nous
pensons aussi reconnaître une seconde tumeur anévrysmale, formée dans le tronc brachio-céphalique,
regardant celle-ci comme une conséquence de l'a-
névrysme aortique.

Nous voulûmes débuter, dans le traitement, par
une saignée du bras, et nous la pratiquâmes nous-
même, pour juger si ce moyen, qu'ici nul autre
ne saurait remplacer, ne pouvait être supporté. La

manifestation d'accidents nerveux assez prolongés,
et voisins des convulsions, nous donna la preuve
que l'individualité était en quelque sorte réfractaire
aux évacuations sanguines générales, et qu'il con-
venait de s'en abstenir. Nous fîmes, pendant huit
jours consécutifs, et avant l'époque présumée des
règles, appliquer deux sangsues à la vulve. L'écou-
lement menstruel plus abondant amena un mieux
marqué. La digitale administrée en pilules et en
frictions, des potions gommeuses avec quelques
gouttes d'eau de laurier-cerise, les sangsues appliquées en grand nombre, et deux fois par mois,
tantôt sur la région précordiale, tantôt au siége,
furent les principaux moyens thérapeutiques auxquels nous eûmes recours. Le catarrhe pulmonaire
diminua, les vomissements cessèrent, l'œdématie
des membres abdominaux disparut, et Mademoiselle
put faire de l'exercice. L'anévrysme de l'aorte était
stationnaire; mais celui du tronc brachio-céphalique semblait réellement diminué, lorsque, à la
suite d'un violent accès de colère, Mademoiselle
fut frappée subitement d'aphonie. La fièvre s'alluma
aussitôt, et un érysipèle se déclara occupant le cou
et la partie supérieure de la poitrine (l'érysipèle
régnait alors épidémiquement dans la ville). La
maladie se prolongea avec intensité durant une
semaine, et nous dûmes craindre qu'au cou elle
ne se terminât par suppuration. L'anévrysme du

tronc brachio-céphalique était agité par des mouvements d'expansion sensibles à l'œil, si violents que nous redoutions une rupture prochaine, et nous fûmes dans une grande sollicitude en songeant à l'imminence d'un accident contre lequel nous restions sans ressource. L'érysipèle se termina par résolution. La voix a reparu, mais toujours rauque. Les anévrysmes n'ont pris qu'un léger accroissement, pendant trois mois que Mademoiselle a séjourné à Montpellier, soumise à notre observation.

Nous avons reçu, il y a peu de temps, des nouvelles de la malade, transmises par le médecin qui nous annonce que son état se soutient ; mais il ajoute que l'irascibilité habituelle met souvent sa vie en danger.

Nous publions ce fait sans y joindre de réflexion ; les traits d'analogie qu'il a avec le précédent auraient-ils besoin de commentaire ? Ici l'anévrysme est double et a probablement son siége dans la crosse aortique et le tronc brachio-céphalique. Il en était de même dans l'autre exemple. La trachée subit la compression de la tumeur anévrysmale, le pouls droit est à peine sensible. Ces phénomènes, nous les avons aussi signalés dans la maladie de notre laboureur. Nous craignons, enfin, que l'affection que nous venons de retracer n'ait de plus avec la première une triste et dernière ressemblance, celle du genre de mort.

La coïncidence de l'anévrysme de la convexité de la crosse de l'aorte avec celui du tronc brachio-céphalique n'est point aussi rare qu'on pourrait le croire. En voici encore un exemple que nous avons recueilli tout récemment. Le 2 août 1841, nous étions à Alby, quand le docteur Seguin fils, prati-cien distingué de cette ville, nous pria de voir un de ses clients, dont nous tracerons rapidement l'ob-servation.

Un homme de 58 ans, tempérament sanguin, avait fait, comme soldat, six ans de campagnes pénibles en Espagne, sans jamais commettre d'excès d'aucun genre. Il jouissait d'une bonne santé; seule-ment il était sujet à des étourdissements passagers, qui cédaient bientôt à l'emploi de la saignée. Il y a quatre ans, et sans cause connue, le malade étant couché ressentit de violents élancements à la partie postérieure de l'épaule droite, s'étendant à la région cervicale et au côté droit de la tête. Un vésicatoire à la nuque n'amena aucun résultat avantageux, et fut remplacé par un séton, supprimé lui-même au bout d'un mois. Le sujet est envoyé à Ax, où, soumis à l'action des douches et bains sulfureux, il éprouve un mieux sensible. Ce fut après quatre mois d'un cal-me inespéré que les symptômes reparurent avec une nouvelle force. La clavicule droite devient proémi-nente, surtout vers l'extrémité interne. Derrière cet os, on aperçoit des pulsations distinctes. Le médecin

fait appliquer deux moxas aux environs des apophy-
ses épineuses des quatrième et cinquième vertèbres
cervicales, qu'il croit être le siége d'une hypertrophie commençante, et seulement à droite. Dans un
intervalle de six mois, huit moxas furent successivement employés : les uns sur la clavicule, les autres
sur les vertèbres désignées. Cette ustion fut suivie
de succès qui surpassèrent l'attente de notre confrère. Les battements avaient presque disparu, et, ce
que nous n'omettrons point de faire observer, les
vertèbres et la clavicule avaient repris leur volume
normal. Au bout de dix mois, les phénomènes morbides reparurent, mais avec quelque modification.
Ainsi, ce ne fut plus à la tête, mais aux régions
cervicale et scapulaire droites que les pulsations se
firent sentir. Vainement on eut recours aux saignées
du bras et aux calmants de toute espèce. Une tumeur
arrondie, du volume d'un œuf de poule, tumeur à
pulsations sensibles, en isochronisme avec celles du
pouls, se manifesta dans la région sus-claviculaire
droite, et bornée en avant par le sterno-mastoïdien,
en arrière par le trapèze, la clavicule la limite
inférieurement. Le malade éprouve un fourmille-
ment dans l'avant-bras et les doigts, qui est remplacé
par des douleurs lancinantes, et ne lui laissent pas
un moment de repos. Il est de préférence incliné à
droite : les battements du cœur sont secs, clairs,
et se font sentir dans une plus grande étendue que

d'ordinaire. Le pouls bat de 76 à 80 fois par minute. L'auscultation, pratiquée sur la tumeur, fait entendre distinctement un bruit de soufflet; mais l'instrument, apposé sur le côté droit du thorax, permet de distinguer derrière le sternum les deuxième, troisième et quatrième vraies côtes, un bruit de soufflet sourd, obscur; à droite encore il y a absence presque complète de bruit respiratoire, si ce n'est qu'à la base du thorax on distingue, quand le malade vient de marcher ou qu'il est agité, la sensation que donne à l'oreille le râle muqueux.

On reconnaît aisément la maladie à la manière dont se dessine l'anévrysme du tronc brachio-céphalique; mais, seule, l'auscultation démontre l'existence d'un anévrysme volumineux de la portion droite de la crosse de l'aorte, anévrysme s'étendant dans la cavité droite de la poitrine, comprimant le poumon de ce côté, l'annihilant, pour ainsi dire. Il est une circonstance du traitement qui ne doit pas passer inaperçue : celle relative à l'emploi des moxas et au changement subit et inespéré, après cette médication; en effet, la clavicule, gonflée, saillante en avant, perdit son volume et reprit sa place. Nous n'avons point la prétention d'arguer d'un fait particulier, pour tirer des inductions et généraliser; mais le résultat si marqué, obtenu dans cette circonstance, n'en doit pas moins être pris en considération.

Anévrysme de la crosse de l'aorte occupant la région cervicale droite et une partie de l'antérieure. Mort déterminée par une sorte d'asphyxie de cause mécanique (*Pl. VI*).

S'il est des circonstances propres à faire naître l'hésitation, quand il s'agit d'établir l'existence d'un anévrysme, de le distinguer des tumeurs d'une autre nature, il se rencontre aussi des cas, alors que le mal est ancien, son développement considérable, où il est difficile de déterminer quel vaisseau est le siége de l'anévrysme. Cette proposition, appliquée à la crosse aortique, peut sembler d'abord paradoxale. Le volume du vaisseau, sa situation paraissent nous préserver de toute méprise. L'assertion n'en est pas moins réelle, et parmi quelques preuves de ce genre dont nous avons été témoin, citons le fait suivant :

En août 1835, nous étions, avec notre collègue, le professeur Rech, en mission à Marseille, quand notre honorable confrère, le docteur Reymonet, nous invita à voir, dans son service chirurgical de l'Hôtel-Dieu, un marin italien de 25 à 28 ans, admis depuis peu de temps à l'hôpital. Le malade répond avec une brièveté et une impatience, que justifie assez son état déplorable, aux questions qui lui sont adressées; et tout incomplets que soient les renseignements suivants, ils sont les seuls que nous ayons pu recueillir. Sans symptômes précurseurs,

comme sans cause appréciable, une tumeur, de la
grosseur d'une noisette, apparaît, il y a quinze
mois environ, à la partie supérieure droite de la
poitrine. Elle gêne peu le sujet, puisqu'il continue
à naviguer; mais, après des fatigues inséparables
de sa profession, elle s'accroît subitement et entraîne des accidents. Lors de l'entrée du matelot à
l'Hôtel-Dieu, la tumeur égale en volume les deux
poings, occupant la région cervicale droite et une
partie de l'antérieure : elle est limitée en haut par
l'angle et le bord inférieur droits du maxillaire
inférieur, en bas par l'articulation sterno-claviculaire droite et le bord supérieur de l'os sternal.
Recouverte en dehors par le sterno-mastoïdien,
elle déjette et amincit ce muscle; en dedans, la tumeur envahit la région médiane du cou, et déplace,
en les refoulant à gauche, le larynx, la trachée-
artère, le pharynx et l'œsophage. En arrière, l'anévrysme repose sur le corps des cinq dernières vertèbres cervicales. Plus considérable supérieurement
qu'inférieurement, il est aussi plus superficiel, dans
le premier sens, où il se termine en cul-de-sac.
Soulevé par des mouvements d'expansion de totalité,
sensibles à l'œil, les pulsations sont isochrones à
celles du pouls. La compression diminue la tumeur,
mais ne peut être supportée quelques instants. La
tumeur, par son volume, s'oppose à la flexion de
la tête, et cette extension forcée, continuelle, est

cruellement fatigante. Le malade est couché sur
le dos, et, au plus léger changement de position,
il y a aussitôt imminence de suffocation. La voix
est faible et la parole soufflée. L'oreille appliquée
sur la poitrine, nous entendons le bruit de soufflet,
mais seulement vers la partie droite supérieure de
la région sternale, derrière la clavicule et la jonction des trois premières côtes droites avec leurs
cartilages. Les mouvements du cœur sont tumul-
tueux et peu distincts. Le pouls est petit, lent et
serré, surtout le droit, qui ne fait sentir ses pulsations qu'après celles du côté gauche. La déglutition
ne s'exécute qu'avec une difficulté extrême. La
face est infiltrée et de couleur violacée. Les jugu-
laires externes forment, sous la peau du cou, un
relief saillant. Le malade, réduit au désespoir,
supplie par des signes qu'on le soulage.

Certes, il n'y a point lieu d'équivoquer ici sur le
caractère de l'anévrysme ; mais dans quel vaisseau
s'est-il formé? Le doute, l'incertitude se compren-
nent, alors que l'on songe que l'on est sans aucune
donnée relativement au commémoratif ; et faut-il
donc s'étonner que les avis soient partagés quant
au siége de l'anévrysme ? Les uns, et c'est le plus
grand nombre, le placent dans la carotide primitive
droite; les autres, dans la crosse aortique. Engagé
à émettre notre pensée, et malgré quelque répu-
gnance à nous prononcer, après un examen aussi

rapide, nous croyons que la tumeur s'est développée dans l'aorte : avis, il faut le dire, auquel ne
se range point la majorité. Voici l'exposé sommaire
des raisons invoquées par nos confrères, et celles
dont nous nous étayons pour ne point partager leur
sentiment. L'idée d'un anévrysme de la carotide
primitive droite a en sa faveur la direction de la
tumeur; et, en effet, celle-ci, naissant derrière
l'articulation sterno-claviculaire, suit exactement
le trajet du vaisseau plus ou moins profond, comme
il l'est normalement dans la longueur du cou. Pour
répondre par l'anatomie à des arguments anatomiques, nous objectons, à notre tour, que la portion
inférieure de l'anévrysme ne correspond que dans
une petite partie de son étendue à la jonction de la
clavicule et du sternum, et qu'il proémine au-dessus
de la fourchette sternale; et, rappelant les faits
d'anévrysmes de la carotide primitive parvenus à
notre connaissance, nous n'en trouvons pas qui en-
vahissent la fourchette sternale; rarement ils dé-
passent en dedans l'articulation sterno-claviculaire.
Ne sait-on pas aussi que les anévrysmes spontanés
du tronc carotidien se manifestent, pour la plupart,
près de sa bifurcation plutôt qu'à sa naissance?
Il faudrait donc admettre un double anévrysme
dans la carotide primitive droite et dans l'aorte;
nous rejetons cette prétendue coïncidence, parce
que, en raisonnant dans l'hypothèse de deux ané-

vrysmes, il est plus naturel de les placer dans le tronc brachio-céphalique et dans la grande artère. A ces considérations il s'en joint une qui les domine par sa valeur, et qui pour nous est presque péremptoire : c'est l'auscultation qui nous la fournit. Aidé de ce précieux moyen d'investigation, nous argumentons ainsi nos adversaires : vous convenez que l'on distingue, dans une partie limitée du haut de la poitrine, un bruit évident de soufflet; mais, réléguant l'anévrysme dans la seule carotide primitive, comment donc expliquer ce bruit, alors que ce vaisseau, naissant du tronc brachio-céphalique, diffère de la carotide opposée, en ce que celle-ci parcourt un trajet de vingt-sept millimètres dans le thorax, et que la droite n'a presque point de portion intrathoracique? Vous ne pouvez nier que le bruit de soufflet ne soit anormal; mais il faut donc le rapporter nécessairement soit à l'aorte, soit au tronc brachio-céphalique, ce qui est moins probable.

Comme il advient en semblable occurrence, nous nous quittâmes chacun gardant son opinion. Néanmoins, nous avions cherché à faire valoir la nôtre, avec quelque ténacité il est vrai, sans nous flatter d'avoir converti quelqu'un ; mais nous conservions aussi notre opinion tout entière. Enfin, déjà loin de Marseille, ce fait nous préoccupait encore, nous jetant dans ce doute si fâcheux pour l'esprit quand on désire la vérité. Peu de temps après notre

arrivée à Montpellier, et grâce à la bienveillance
du docteur Thomas, chef interne à l'Hôtel-Dieu de
Marseille, nous reçûmes la pièce anatomo-pathologique qui devait dissiper toutes nos incertitudes.
Il nous annonçait que le sujet avait succombé,
non à la rupture de l'anévrysme, mais à une sorte
d'asphyxie lente, résultat de la compression des
conduits aériens; l'agonie se prolongea, et ce malheureux s'éteignit. Nous ne décrirons que la tumeur
anévrysmale, privé que nous sommes de renseignements sur les autres organes. Nous les supposons
sains; car, s'il en avait été autrement, notre confrère n'eût pas manqué de nous en prévenir.

De la partie moyenne et supérieure de la crosse
aortique s'élève, et comme entée sur elle, une
tumeur plus volumineuse que le vaisseau lui-même.
De l'aorte au bord supérieur du sternum, qu'elle
dépasse, elle a une élévation de cent quinze millimètres. Mesurée dans son plus grand diamètre, qui
est oblique de bas en haut et de droite à gauche,
on compte quatre cent trente-un millimètres, et
dans la partie moyenne du diamètre transversal
deux cent deux millimètres. Le ligament inter-cla-
viculaire est usé et en partie détruit en arrière;
tandis qu'à droite, l'extrémité sternale de la clavicule est abrasée en totalité. La veine cave ascendante est immédiatement accolée au côté droit de
la tumeur. Le tronc brachio-céphalique, dont l'ori-

gine est comprise dans l'anévrysme, est déjeté en arrière et obturé en partie par un coagulum sanguïn, qui ne se prolonge point aux deux artères carotide primitive et sous-clavière droites. Du côté opposé, ces vaisseaux ne sont distants que de trois millimètres de l'anévrysme. La première pièce du sternum a éprouvé un mouvement de bascule, de manière à être projetée en avant. L'épaisseur de l'aorte varie : ainsi, en haut ou dans le point le plus culminant de la poche anévrysmale, elle offre trois millimètres; dans l'intérieur du sac, les tuniques interne et moyenne manquent dans la région confrontant avec la face médiastine du sternum; partout, la celluleuse conserve son intégrité; ou voit, disséminées dans la tumeur et même dans la partie de la crosse qui lui est étrangère, des plaques cartilagineuses situées dans l'intervalle des tuniques moyenne et interne; des masses fibrineuses blanchâtres, dont les plus anciennes ont contracté des adhérences avec la face interne du vaisseau, obstruent la cavité de l'anévrysme. Le cœur est le siége d'une hypertrophie commençante du ventricule gauche (1).

Cette observation, rendue aussi complète qu'il

(1) La pièce conservée par dessiccation a été déposée par nous dans le Conservatoire de la Faculté. L'allongement, la tension de l'aorte et du cœur, sont dus aux moyens de préparations employés.

nous a été donné de le faire, soulève une question de haute importance, puisqu'elle se rapporte au diagnostic de l'anévrysme, et que ce diagnostic, bien établi, conduit, aujourd'hui que l'art opératoire semble, en ce qui concerne la ligature des artères, avoir dépassé les bornes du possible, conduit, avons-nous dit, à tenter une chance de salut, quand la mort semble certaine.

On lit, dans le Dictionnaire de chirurgie pratique, par Samuel Cooper, qu'il n'y a pas de partie du corps où il soit plus facile de se tromper sur le diagnostic des anévrysmes, qu'*au cou*. L'auteur fait connaître des exemples d'anévrysmes de l'aorte, qui ressemblaient tellement à ceux de la carotide primitive, que les chirurgiens dont on réclamait les conseils y ont été trompés. Ajoutons que ceux-ci, hommes d'une vaste expérience, étaient haut placés dans la science. Dans l'ouvrage d'Allan Burns (*Observations on the surgical anatomy, etc.*), l'auteur rapporte, avec détails, un fait plein d'intérêt et que l'on ne saurait trop méditer. Il s'agit d'un officier qui portait, à la partie latérale droite du cou, un anévrysme d'un grand volume. Les plus habiles chirurgiens d'Edimbourg et quelques-uns de Glascow consultés décidèrent unanimement que le siége de la maladie était dans l'artère sous-clavière; toutefois, ils différèrent quant au choix du moyen à employer, les uns conseillant l'opération, les

autres la rejetant. Elle ne fut point pratiquée; et
à l'examen du cadavre, on ne fut pas peu surpris
de trouver la sous-clavière saine; l'anévrysme était
dans le tronc brachio-céphalique, et c'est ce vaisseau que l'on comptait, dans l'opération projetée,
embrasser par une ligature. A. Cowper a publié un
cas de tumeur anévrysmale naissant à gauche de la
crosse, entre les origines de la sous-clavière et de
la carotide primitive gauche. L'extrémité renflée
de la tumeur s'élevait du sternum vers le cou,
simulant un anévrysme de la carotide, et cependant
il n'existait que dans l'aorte. J'ai vu, dit Hodgson
(*Maladies des artères et des veines*), des anévrysmes
situés à la partie supérieure de la crosse aortique,
s'élever au-dessus du sternum et des clavicules;
et, dans une circonstance, il y avait un tel espace
entre le sternum et la tumeur, que l'on proposa la
ligature de la carotide, pour un anévrysme que la
dissection fit reconnaître comme dépendant de l'artère innominée et de l'aorte.

Afin de nous restreindre dans l'étude du sujet
auquel se rapporte l'observation précédente, nous
poserons une question ainsi formulée : Les anévrysmes de la crosse aortique, ayant acquis un
grand développement et étendus de la poitrine au
côté droit du cou, ne peuvent-ils, quand on n'a pas
été à même de juger de leur formation, apprécier
leurs progrès, donner le change pour des ané-

vrysmes anciens du tronc brachio-céphalique, des artères sous-clavière et carotide primitive droites vers leur origine?

Quelques méprises consciencieusement publiées, quant au diagnostic d'anévrysmes placés au sommet de la poitrine et dans la région cervicale, autorisent à répondre d'une manière affirmative. Mais qui nierait que la distinction des anévrsymes qui nous occupent, ne soit un point de pratique des plus délicats et des plus difficiles? Si l'on ne peut ici prononcer avec quelque certitude, du moins une observation attentive peut mettre sur la voie et conduire quelquefois à la connaissance du mal. Ne paraît-il pas plus facile, par exemple, de confondre les anévrysmes de la sous-clavière et de la carotide primitive entre eux, que ceux-ci avec de semblables maladies développées dans l'aorte ou le tronc brachio-céphalique? Deux fois seulement l'occasion nous a été offerte d'étudier l'anévrysme de la carotide primitive, et encore sur un seul sujet il occupait la partie inférieure du vaisseau. La maladie datait de moins d'un an, et sans cause apparente elle acquit bientôt un accroissement considérable. Ici, comme chez le marin italien dont il vient d'être fait mention, la tumeur était accolée au sterno-cleïdo-mastoïdien, sans dépasser le niveau de la partie moyenne du cartilage thyroïde. Ce qui fixa notre attention, c'est que l'anévrysme, au lieu où il

naissait, loin de s'étendre du côté de la face postérieure du sternum, disposition naturelle des anévrysmes de l'aorte qui sortent même de la poitrine,
ne dépassait pas l'articulation sterno-claviculaire
droite, mais tendait à se propager du côté externe
du cou, plutôt que vers le larynx. Quoique la
compression des canaux aériens appartienne également aux deux espèces d'anévrysmes dont nous
traitons, elle n'arrive, pour la carotide primitive,
que quand la tumeur est d'abord développée du
côté de la paroi interne de l'artère : dans cette va-
riété de symptômes et d'accidents, déterminés par
les anévrysmes, il faut tenir compte de la région
du vaisseau où la tumeur s'est primitivement manifestée. Loin de nous la pensée de généraliser,
d'après un seul exemple que nous avons pu observer! Aussi, parcourant les archives de la science,
nous avons colligé, comparé plusieurs faits, et leur
méditation nous fait présumer que, dès son apparition, l'anévrysme de la carotide primitive peut
être distingué de tout autre. C'est dans l'espace
compris entre les portions sternale et claviculaire
du muscle sterno-mastoïdien que se manifeste ordinairement la tumeur, pour bientôt affecter une
direction ascendante, sans s'étendre en bas du côté
du sternum. On sait que l'anévrysme de la crosse
aortique influence peu la circulation cérébrale,
alors que, dans l'anévrysme carotidien, parvenu à

un certain volume, les malades ressentent des battements insupportables vers la tête ; s'ils se baissent, ils sont pris de vertiges, éprouvent un tiraillement douloureux aux téguments du crâne, du côté affecté. Communément moins volumineux que ceux de l'aorte, ils marchent avec plus de rapidité, modifient peu l'état du pouls, ce qui n'arrive pas toujours pour l'aorte, quand, par son extension, elle comprime les troncs artériels destinés aux membres thoraciques. Si la tumeur aortique envahit le cou, les pulsations y sont aussi superficielles, aussi fortement ressenties que dans l'anévrysme carotidien lui-même. Enfin, le moyen le plus propre à diminuer les incertitudes, et même parfois à sûrement éclairer le diagnostic, c'est encore l'auscultation. Ne nous apprend-elle pas que, dans l'anévrysme de la crosse aortique, débordant l'échancrure sus-sternale pour se prolonger au cou, il y a retentissement derrière le sternum, perception du bruit de râpe ou de soufflet ? Et ce signe, c'est en vain qu'on le chercherait dans le cas d'anévrysme de la carotide primitive.

De nos jours, hardie sans témérité, la chirurgie a prouvé, par des succès, que l'anévrysme de la carotide primitive n'est pas au-dessus des ressources d'un art conservateur. Chose vraiment digne de remarque ! Ne dirait-on pas, qu'au point de vue de la thérapeutique chirurgicale, une sorte de solidarité existe entre la carotide primitive droite et le tronc dont elle émane? Ainsi, on a guéri par la ligature de la carotide primitive, et suivant la méthode de Brasdor, un anévrysme de l'artère innominée (1). Mais, il faut le dire, on n'a plus été aussi heureux quand on a *essayé* la ligature du tronc brachio-céphalique. Sans préconiser une tentative aussi hasardeuse, non pour le mode d'exécution, mais pour l'issue, les insuccès n'ont-ils pas démontré, contre toute prévision, que la circulation se continue dans le côté de la tête et le membre correspondant à l'anévrysme? Quant au caillot, en raison du voisinage du cœur et de la force des mouvements impulsifs, il n'est ici qu'un moyen tout-à-fait provisoire, et il faut plus pour une guérison solide; ce plus, c'est l'oblitération définitive du vaisseau. Qu'on se persuade donc bien, une fois pour toutes, que la possibilité de nutrition du membre, après la ligature du tronc principal, est certes une circonstance importante; mais elle ne suffit pas pour justifier une opération insolite : il importe que le voisinage d'un fort courant sanguin, comme celui de l'aorte, ne s'oppose pas, au-dessous du point lié, à la

---

(1) Voir l'observation publiée par le docteur Valentin Motte (*the American, Journal of the medical sciences, february*, 1850).

Fearn a aussi traité avec succès, en liant les artères carotide et sous-clavière, un anévrysme du tronc innominé.

formation d'un caillot capable de résister à l'impulsion du cœur. Arrivons au diagnostic différentiel de
l'anévrysme de l'aorte et de celui du tronc brachio-
céphalique. Pour ce dernier, comme pour toutes les
maladies de même nature, suivant que l'anévrysme
occupe la totalité du tube artériel, ou qu'il s'est
d'abord seulement développé sur une des parois, les
symptômes sont loin d'être les mêmes.

Dans les considérations suivantes, nous suppose-
rons l'anévrysme brachio-céphalique comme tout-
à-fait indépendant de celui de la crosse de l'aorte ;
car il n'est pas rare, quand la tumeur occupe la
partie supérieure du vaisseau, que, par une sorte
d'extension, le tronc brachio-céphalique soit lui-
même atteint d'anévrysme. Une circonstance qui
nous paraît se rattacher plus spécialement à l'anévrysme brachio-céphalique, est celle relative à la
position de la tumeur dans les diverses périodes de
son développement. C'est ainsi que, sortant bientôt
du thorax, elle se dessine à la partie inférieure du
cou, vers le bord postérieur du sterno-mastoïdien,
dans l'espace triangulaire formé par ce muscle et le
trapèze. Lorsque l'anévrysme est confiné dans la
poitrine, la dyspnée, la suffocation, la toux, la
gêne de la déglutition se manifestent d'une manière
grave, mais diminuent avec rapidité, et pour un
temps du moins, quand la tumeur vient à se faire
jour hors de la poitrine. Ne dirait-on pas un étran-

glement qui cesse tout-à-coup? Il n'en serait plus ainsi, dans le cas où la tumeur comprimerait les nerfs si nombreux au cou; cette compression ne saurait d'ailleurs être instantanée. Ce phénomène de diminution des accidents, quand la tumeur anévrysmale abandonne le thorax, s'observe aussi dans l'anévrysme de l'aorte; mais ici les symptômes marchent avec une certaine lenteur, qui n'est pas le plus souvent le partage de l'anévrysme qui nous occupe. L'apparition de la tumeur au cou n'amène pas, pour l'aorte anévrysmatique, une amélioration bien sensible. Si la tumeur est peu volumineuse, la compression, dans l'anévrysme brachio-céphalique, le fait disparaître en partie, tandis qu'alors la difficulté de respirer augmente. La connexion intime de ce tronc artériel et de la trachée fait assez présumer l'influence que ce vaisseau, augmenté dans son calibre, doit exercer sur cette partie du conduit aérien, qui diminue tantôt dans son diamètre latéral, tantôt dans l'antéro-postérieur, suivant le sens dans lequel agit la compression : bien que celle-ci soit permanente, la gêne de la respiration n'en offre pas moins des intermittences et des paroxysmes. La forme de la tumeur anévrysmale brachio-céphalique est parfois bilobée, avec une sorte de rétrécissement au collet, au-dessus du sternum. La plus grande partie de la tumeur est extra-thoracique et s'étend dans la région cervicale :

c'est ordinairement une disposition inverse qui a
lieu pour les anévrysmes de l'aorte. Si l'anévrysme
commence par se former aux dépens de la paroi
externe du tronc innominé, la compression de la
veine cave inférieure détermine la stase du sang
dans le système vasculaire à sang noir de la tête,
et des accidents apoplectiformes se déclarent. Il y a
infiltration de la face et du membre supérieur droit.
L'état du pouls doit être l'objet d'un examen particulier. En règle générale, celui correspondant à
l'anévrysme est plus faible que l'autre, et dans quelques circonstances à peine perceptible. Les battements de la carotide primitive droite sont moins
marqués que ceux de la gauche.

L'énumération de ces symptômes auxquels nous
ne devons attacher qu'une valeur collective, est
comme la preuve de l'absence de tout signe vraiment
pathognomonique. Hâtons-nous de l'avouer, quand
la tumeur anévrysmale, située au cou, date d'un
temps éloigné et acquiert un certain volume, le
diagnostic précis de l'artère malade est impossible;
et ajoutons que les recherches nécroscopiques sont
loin de nous expliquer toujours la symptomatologie.
Par exemple, n'est-il pas naturel de penser que
l'anévrysme du tronc brachio-céphalique ne peut
guère exister, sans comprimer la trachée-artère? Et
la conséquence qui découle de cette disposition,
c'est que la respiration doit en souffrir, et c'est ce

qui arrive le plus souvent; mais, par exception, on voit aussi le contraire.

Rapportons deux cas d'anévrysme du tronc brachio-céphalique, dont nous avons placé les pièces dans le Conservatoire de la Faculté de médecine.

Anévrysme du tronc brachio-céphalique développé au côté interne du vaisseau; compression de la trachée-artère; mort par asphyxie; dilatation anévrysmatique de la crosse de l'aorte (1).

Un capitaine d'artillerie, âgé de 44 ans, d'une constitution vigoureuse, souffrait d'une bronchite chronique, accompagnée parfois de crachement de sang. Depuis cinq mois, il était atteint de douleurs rhumatismales erratiques, dont le principal siége était au pourtour de la poitrine; douleurs pour lesquelles il fut envoyé à Barèges. Mais, tôt après son arrivée à ces thermes, il éprouva une forte hémoptysie, et on substitua aux eaux de Barèges les eaux Bonnes prises en boisson. Le capitaine quitta les Pyrénées pour rejoindre son régiment alors en garnison à Valence. Dans le trajet, il fut pris d'un nouveau crachement de sang, avec une gêne extrême de la respiration, et il entra à l'hôpital de Montpellier, le 6 août 1836. La suffocation est

(1) Nous devons cette observation à la bienveillance de notre confrère M. Gasté, autrefois médecin des salles militaires de l'hôpital Saint-Eloi à Montpellier, aujourd'hui premier professeur à l'hôpital d'instruction de Metz.

alors imminente ; l'inspiration est sibilante et difficile (saignée du bras de quatre cent cinquante
grammes , application de douze sangsues au cou et
sur le trajet de la trachée-artère). Ces déplétions
sanguines ne produisent qu'un soulagement peu
marqué. La toux est fréquente et rauque , la respiration stertoreuse ; les crachats muqueux sont
striés de sang. Le thorax percuté résonne partout
d'une manière insolite. Le bruit respiratoire semble
plus marqué qu'à l'état normal ; on entend parfois
deux râles différents, savoir : le trachéal et le sous-
crépitant. Les battements du cœur se perçoivent
dans une grande étendue. On pratique une saignée
de cinq cents grammes, et sans résultats avantageux.
Cependant la toux , presque continue , ne laisse
aucun repos au malade ; il ne peut rester couché.
C'est sur une chaise qu'il est placé nuit et jour,
presque immobile , alors que le plus léger mouvement augmente la suffocation. La face est injectée
et peint les angoisses du patient. La toux prend un
caractère croupal et convulsif. Le pouls offre cent
soixante pulsations par minute , et l'on compte
trente respirations dans le même espace de temps.
On prescrit une potion avec le cyanure de potassium et l'acétate de morphine. Le pouls perd de son
accélération , ses pulsations ne s'élèvent qu'à cent
douze par minute. Les jambes s'infiltrent ; des douleurs vives et constantes occupent la base du thorax ;

l'oppression est à son comble, et, après des angoisses qu'on ne saurait décrire, le malade expire
suffoqué, quatorze jours après son admission à
l'hôpital.

Autopsie cadavérique, pratiquée dix-huit heures
après la mort par M. le docteur Dumas, chef des
travaux anatomiques.

Habitude extérieure : belle conformation, embonpoint, couleur violacée de la face, infiltration
des pieds et de la partie inférieure des jambes jusqu'au-dessus des malléoles.

Les symptômes observés durant la vie, faisant
présumer que le siége de la maladie devait être dans
les organes thoraciques, ce fut de ce côté que l'on
dirigea plus spécialement les recherches. Après une
double section pratiquée au niveau de l'articulation
des côtes avec leurs cartilages et le sternum, que
l'on déjette de bas en haut, on voit les poumons
s'échapper aussitôt des cavités pleurales et former comme une véritable hernie. Leur couleur est
normale. Sous le feuillet pleural qui les recouvre
apparaissent des cellules sphéroïdales, crépitantes,
formées par une accumulation anormale de l'air dans
le parenchyme pulmonaire, qui a subi une énorme
distension et qui le fait paraître comme hypertrophié. L'emphysème occupe aussi le tissu cellulaire
inter-lobulaire. Le poumon gauche présente, en
arrière et en bas, une infiltration sanguine hypos-

tatique. Les poumons incisés laissent échapper en abondance un liquide écumeux.

Pour procéder à l'examen du larynx et de la trachée-artère, les clavicules sont désarticulées dans leur jonction avec le sternum ; cet os adhère d'une manière intime à une tumeur bosselée, et semblant l'envelopper ainsi que les organes voisins. Enlevant le larynx et la trachée, on pénètre dans l'intérieur de ces conduits, rempli par un liquide spumeux, semblable à celui qui s'écoulait du parenchyme pulmonaire. La muqueuse laryngo-trachéale, d'un rouge foncé, est dans un véritable état d'hypérémie. A trois ou quatre centimètres environ de l'origine des bronches, et en avant, on aperçoit deux petites tumeurs ovalaires, rougeâtres, et produites par le soulèvement de la membrane muqueuse légèrement éraillée. Au-dessous, l'on distingue des concrétions fibrineuses venant faire saillie au travers de la trachée, et pénétrant dans la tumeur qui lui est apposée : celle-ci, disséquée avec soin et séparée du sternum, atteint d'abrasion à la partie interne de la première pièce, constitue un anévrysme du tronc brachio-céphalique, dont le siége est dans la partie interne du vaisseau, anévrysme du volume d'un œuf de dinde, ayant, par suite de la compression, perforé la trachée-artère, dont trois cerceaux, encroûtés de phosphate calcaire, sont érodés de dehors en dedans. La cavité de la tumeur est occupée par un coagulum fibrineux; quelques fragments, pénétrant d'avant en arrière dans les ouvertures de la trachée, forment les petites tumeurs déjà mentionnées. La fibrine, d'une densité remarquable, adhère dans plusieurs points de la poche anévrysmale, tandis que les couches fibrineuses les plus externes, tout-à-fait décolorées, sont les plus résistantes. Dans une certaine étendue, la cavité de l'anévrysme est lisse et polie, et cet aspect contraste avec d'autres points où il est rugueux; ce qui nous paraît s'expliquer par l'absence ou la présence de la membrane interne de l'artère. On cherche vainement cette tunique dans toute la partie postérieure de la tumeur. Une ouverture, de près de trois centimètres, fait communiquer la poche anévrysmale avec la crosse aortique dilatée dans presque toute son étendue. Le pourtour de cette ouverture est tapissé par la membrane interne artérielle, qui est sans la moindre trace de solution de continuité. A quelques millimètres au-dessous de l'ouverture, existent des éraillures qui vont s'agrandissant. Dans une assez grande surface, la membrane celluleuse forme seule la poche anévrysmale. Un bourrelet sensible au toucher indique le lieu où s'arrêtent les deux autres membranes. Le cœur est plus volumineux que de coutume, avec commencement d'hypertrophie du ventricule gauche.

Que d'importants et curieux phénomènes à noter

dans cette observation, dont nous n'avons présenté qu'une analyse! Elle nous offre d'abord l'exemple d'une forme assez peu commune de l'anévrysme du tronc brachio-céphalique, anévrysme ici limité à la région interne de l'artère. La compression de la trachéee-artère a produit cette série d'accidents qui ont éclaté du côté des organes pulmonaires, accidents qui, en dépit de la sagacité du médecin, ont masqué la maladie principale. En effet, pendant le court séjour du capitaine à Montpellier, les symptômes qui n'étaient que consécutifs, ne devraient-ils point, donnant le change, éloigner de l'affection principale? C'est une tumeur anévrysmale, prenant tout-à-coup un développement considérable, qui, par la pression exercée sur la trachée-artère, a amené l'emphysème du poumon, de nature d'abord vésiculaire, par le séjour prolongé de l'air dans cet organe, et ensuite inter-lobulaire, par la rupture de quelques-unes des vésicules aériennes. L'on a vu que notre confrère n'a pas manqué de diagnostiquer l'emphysème, bien que l'espèce de râle qu'il signale ne soit pas celui qui accompagne ordinairement l'emphysème en question. On sait que Laennec lui assigne pour caractère spécial le râle crépitant à grosses bulles. L'auscultation, qu'il faut toujours invoquer dans les cas difficiles et douteux de lésion du cœur ou de l'aorte, n'était ici que d'un faible secours. Bien que la tumeur ne se manifestât par aucune saillie au-dessous du sternum, peut-être le stéthoscope eût-il permis de distinguer, au-devant de la trachée, des battements artériels insolites.

La toux croupale, les inspirations sibilantes et d'autres symptômes relatés pouvaient faire supposer une inflammation plastique dès voies aériennes.

Pour nous, qui n'avons étudié la pièce qu'après une immersion de quelques années dans l'alcool, nous sommes porté à croire que l'anévrysme en question a été d'abord vrai, ou par simple dilatation des membranes artérielles; qu'après une distension outre mesure, l'interne et la moyenne se sont rupturées. Quelle admirable disposition de ces couches de fibrine, obturant en partie ces ouvertures, qui établissaient une communication accidentelle entre l'anévrysme brachio-céphalique et la trachée-artère ! Sans ces sortes d'opercules, la mort fût arrivée par l'effet d'une hémorrhagie foudroyante, tandis que le sang suintait dans la trachée-artère, et c'est probablement par ces étroits pertuis que s'est écoulé ce liquide dans les nombreuses hémoptysies qui se sont manifestées. Combien il est indispensable, dans les pneumorrhagies de quelque gravité, d'ausculter avec soin la poitrine pour reconnaître la source de l'hémorrhagie ! C'est ainsi qu'on n'attribuerait pas si souvent au seul fait de l'exhalation sanguine de la muqueuse des voies aériennes, ce qui provient d'une lésion organique de l'aorte ou du tronc bra-

chio-céphalique comprimant le conduit aérien.
L'hémorrhagie n'était donc ici que symptomatique ;
et, en général, l'hémoptysie essentielle est-elle donc
aussi fréquente qu'on le suppose ?

Anévrysme étendu à tout le tronc brachio-céphalique ; mort par la rupture de la tumeur ; intégrité de la crosse aortique.

Un homme de peine, dans la force de l'âge,
d'un tempérament bilioso-sanguin, ayant toujours
joui d'une bonne santé, est pris presque subitement
de suffocations, de toux convulsive qu'il rapporte
à des efforts qu'il fit naguère pour soulever un sac
de blé. La gêne de la respiration l'oblige à quitter
son travail ; six mois après l'apparition des premiers
symptômes, on découvre, à la jonction du tiers
interne de la clavicule avec les deux tiers externes,
une tumeur pulsatile, de la grosseur d'une noix,
à battements isochrones à ceux du pouls. Le malade
affirme que, depuis l'apparition de ce qu'il appelle
une *glande engorgée,* il éprouve un mieux sensible,
qui devait être de courte durée ; et, en effet, dans
moins de quatre mois, la tumeur prend un développement effrayant, déborde de cent huit millimètres la fourchette sternale, pour faire saillie à
la partie moyenne du cou. Par l'auscultation, on
s'assure que l'anévrysme s'étend dans la poitrine,
et est en rapport avec les trois premières côtes. Là
le bruit de soufflet frappe l'oreille, tandis qu'en

dehors du thorax c'est un fort bruissement, comme dans les anévrysmes externes. La tumeur se dirige transversalement du tiers interne de la clavicule droite, vers l'insertion sternale du sterno-mastoïdien gauche, et refoule en arrière la trachée. La respiration fait entendre un bruit analogue au cornage des chevaux. La voix est habituellement rauque, faible, parfois même le sujet est frappé d'aphonie. La position qu'il affecte est toujours dans le sens d'une forte inclinaison du tronc en avant; il ne peut rester debout, et cherche un point d'appui pour reposer les membres supérieurs. Celui du côté droit est infiltré, et n'est soulevé qu'avec peine. La figure est émaciée, et parsemée, surtout à droite, de taches pourprées. Toujours pénible, la déglutition devient parfois impossible. Le pouls du côté gauche bat cinquante-six fois par minute; celui du côté droit est filiforme. La différence, quant aux pulsations des carotides primitives, est de toute évidence. On ne sent que faiblement celle du côté gauche, et nullement l'artère temporale du même côté. Une insomnie continuelle tourmente le malade. Nous ne rappellerons pas ici la série des moyens mis en usage pour pallier le mal et pour retarder la rupture de la tumeur, dont les téguments, vers la partie supérieure, sont luisants, tendus, très-amincis, et menaçant d'une déchirure d'autant plus prochaine, que les quintes de toux, sans expectoration, sont plus violentes et plus rapprochées. L'anévrysme s'ouvre tout-à-coup, le sang est lancé à grands flots, et la mort instantanée. La catastrophe arrive au moment où ce malheureux paraissait assoupi.

L'anévrysme du tronc brachio-céphalique avait été reconnu ; mais nous l'avions annoncé comme lié et sous la dépendance d'un anévrysme de la paroi supérieure de la crosse aortique ; l'autopsie cadavérique infirma cette partie de notre diagnostic. La crosse de l'aorte présente un état tout-à-fait normal et sans aucun changement dans son calibre, tandis que le tronc brachio-céphalique est partout anévrysmatique. La déchirure s'est opérée à la partie la plus culminante ; on la dirait faite par un emporte-pièce ; son étendue est de dix millimètres. Dans quelques points de la cavité de la tumeur, les membranes interne et moyenne sont détruites, et ailleurs amincies. La celluleuse n'offre de solution de continuité qu'à l'endroit où l'anévrysme s'est ouvert. Quelques plaques cartilagineuses, mais en petit nombre, se remarquent entre les tuniques interne et moyenne. La tumeur est occupée par de couches fibrineuses, épaisses, anciennes, stratifiées, et adhérentes à la partie interne du sac. Au milieu de la cavité anévrysmale, le sang est liquide. Un coagulum sanguin, renfermé dans la carotide primitive à droite, la rend imperméable ;

la sous-clavière est considérablement diminuée dans son volume. Non loin du cartilage cricoïde, l'anévrysme repose immédiatement sur la trachée-artère, dont quatre cerceaux sont aplatis, amincis et usés. La muqueuse qui la tapisse est de couleur ardoisée, à l'endroit où a lieu la compression, couleur qui nous paraît l'effet de la congestion sanguine et non le résultat de l'inflammation. Le cœur ne présente rien de particulier.

Déjà nous avons rappelé que l'anévrysme de la crosse aortique, se manifestant vers la partie inférieure et droite du cou, pouvait donner lieu à une tumeur semblable à l'anévrysme développé dans l'artère sous-clavière. Mais il est une distinction qu'il importe d'établir : la maladie envahit-elle l'origine ou la portion intra-thoracique de l'artère? On sait que celle-ci très-courte et séparée du sommet du poumon par la plèvre, forme une arcade à convexité supérieure. Que l'anévrysme occupe cette région du vaisseau, il ne tardera point à faire saillie au bas du cou. Bornée en dedans par l'articulation sterno-claviculaire, la tumeur s'élève du côté du bord postérieur de la portion claviculaire du sterno-mastoïdien, entre lui et le muscle trapèze. Si l'anévrysme est borné à la concavité de cette première partie de l'artère, il pourra s'étendre dans la poitrine, comprimant le sommet du poumon, sans aller au-delà de la deuxième côte. Dans ce cas, au lieu du bruit respiratoire, peut-être distinguerait-on un bruit de souffle dans un espace toujours plus restreint que s'il s'agissait d'un anévrysme aortique ; le bruit est aussi plus superficiel. Le pouls du côté droit ne différerait-il point d'ailleurs de celui du côté opposé, quant à la force et à la régularité? La tumeur anévrysmale n'occupe-t-elle que la partie de l'artère située entre les scalènes? Ici il semble difficile d'équivoquer, eu égard aux limites naturelles dans lesquelles les scalènes circonscrivent la maladie. La compression des cordons nerveux qui vont former le plexus brachial, entraîne de vives douleurs et parfois l'engourdissement du membre. N'oublions pas aussi que, quand l'anévrysme aortique se montre au cou, et que la tumeur a acquis un certain volume, les veines sous-clavières, et spécialement la gauche, sont diminuées et même oblitérées. Il n'en est point ainsi pour l'anévrysme de l'artère sous clavière, le scalène antérieur séparant l'artère de la veine.

Ces divers troncs artériels que nous avons signalés comme susceptibles d'induire en erreur sur le véritable siége de l'anévrysme, ne seraient-ils pas les seuls à mentionner? On en jugera par le fait suivant; nous ne donnerons qu'une succincte analyse de l'histoire de la maladie, racontée avec de longs détails et accompagnée de réflexions par le docteur Raymon de Comellas. L'observation fut naguère

I

adressée à la Société de chirurgie et de médecine-
pratique de Montpellier. La pièce anatomique est
déposée au musée de l'Ecole de médecine de Barcelone.

Un batelier, âgé de 45 ans, d'un tempérament
sanguin, d'une force athlétique, fait, il y a deux
ans, une chute en se précipitant dans son bateau.
Il tombe à plat sur la partie antérieure du thorax.
Quelques jours après, il ressent, au côté droit de
cette cavité, de légers battements; il est essoufflé
et même suffoqué, quand il monte. Ceux-ci aug-
mentent et deviennent plus superficiels. Des saignées
générales ont des résultats avantageux. Le malade
se rend aux bains thermaux de Caldes, non loin de
Barcelone. Vingt mois après l'accident, il s'aperçoit de la présence de deux tumeurs pulsatives,
saillantes à la partie supérieure et droite de la
poitrine. Elles accroissent avec rapidité et bientôt
se confondent pour ne faire qu'une tumeur. Le
malade entre à l'hôpital de Barcelone, présentant les
symptômes suivants: toux sèche, face bouffie, teint
plombé, respiration très-pénible; nécessité de rester
sur son séant, ou d'incliner le tronc du côté gauche;
tumeur plus grosse que le poing de l'adulte, et
occupant, par sa base, l'espace qui se trouve entre la
partie supérieure du sternum et la mamelle droite.
Dure, sensible au toucher, la tumeur repousse avec
force la main qui l'explore. Battements de cœur à

peine distincts, tumeur donnant à l'auscultation
immédiate un bruit de souffle dur à l'oreille. Râle
muqueux vers la partie postérieure des deux côtes
de la poitrine, qui est partout sonore, hors le lieu
occupé par l'anévrysme. Pouls petit, fréquent,
assez régulier et donnant quatre-vingt-dix pulsations par minute. On ne peut méconnaître la nature
de l'anévrysme. Néanmoins le plus grand nombre
de confrères supposent qu'il a son siége dans l'artère mammaire interne. Quelques-uns, mais en mi-
norité, croient à l'anévrysme de la crosse aortique.
Le malade est soumis à de nouvelles saignées générales, mis à l'usage de la digitale en poudre et en
teinture. Les progrès de la tumeur se font presque
à vue d'œil, et des douleurs inexprimables, fixées
à la partie antérieure du thorax, surviennent avec
une grande suffocation. Le malade ne peut souffrir
sur la tumeur le plus léger contact. Des mixtures
laudanisées calment les souffrances, qui se reproduisent par de sortes d'attaques et avec une intermittence peu régulière. Elles débutent par une crampe,
qui de la main droite monte le long du bras jusqu'à
l'épaule, s'irradie au cou, où elle produit la constriction du larynx, de l'œsophage, pour se terminer le long du rachis. Dans l'intervalle des attaques, la dyspnée ne persiste pas moins. La peau
qui recouvre la tumeur, rougit, se tend, et tout
annonce une rupture prochaine : à diverses reprises

le patient réclame l'ouverture de la tumeur, comme, dit-il, moyen de succomber ou de guérir de suite. Un indiscret le prévient qu'il n'y a plus pour lui d'espérance. A cette nouvelle, le malheureux se plonge un couteau dans la tumeur, et aussitôt il expire baigné dans son sang.

Nous rapportons textuellement la nécropsie, telle qu'elle nous a été communiquée. De la partie antérieure et droite de la poitrine s'élève, proéminente sous les téguments, une tumeur ovoïde plus grosse que la tête d'un fœtus à terme. Elle offre à la partie interne et moyenne une bosselure, de couleur livide, molle, fluctuante; sur son milieu, on voit deux solutions de continuité récentes et parallèles entre elles. La supérieure, d'une longueur de soixante-cinq millimètres, parvient jusqu'au grand pectoral sans l'intéresser, tandis que l'inférieure, moins étendue, pénètre dans le sac anévrysmal dont les parois sont dures, épaisses. L'ouverture de la poitrine démontre que l'anévrysme appartient à la crosse aortique, et offre deux vastes dilatations, l'une en dedans, l'autre en dehors de la poitrine, communiquant par un orifice de plus de cinquante-cinq millimètres de diamètre. La première dilatation dirigée en dedans est formée par l'expansion de toutes les membranes de l'aorte; on aurait pu loger le poing d'un homme dans cette cavité, contenant un caillot sanguin unique et décoloré. Notons

que cette dilatation occupe toute la crosse de l'aorte,
dont la membrane interne, rouge, parsemée de
petites ulcérations, est soulevée par de nombreuses
plaques cartilagineuses et calcaires. La tunique
externe adhérait intimement à la plèvre. On observe
dans le fond du sac anévrysmal l'orifice de communication, entouré par un cercle cartilagineux saillant.
Situé à vingt-sept millimètres de la paroi antérieure
de la poitrine, infundibuliforme, il s'étend au second renflement dont les parois adhèrent 1° au bord
inférieur du cartilage de la seconde côte droite,
2° aux extrémités des troisième et quatrième côtes,
3° au bord supérieur du cartilage de la quatrième et
de la cinquième côte, et enfin à la face postérieure
du sternum. La portion du sac extra-thoracique est
indépendante de l'autre tumeur anévrysmale que
nous venons de décrire. Dans l'intérieur du sac
flottent des débris cartilagineux et osseux.

Nous nous abstiendrons de réflexions critiques
relatives à cette curieuse observation. Toutefois,
songeant au calibre de l'artère mammaire interne,
à sa direction, à la manière dont elle est séparée
de la cavité thoracique par la plèvre, le muscle
triangulaire du sternum, c'est avec quelque peine
que nous comprenons qu'on ait pu attribuer à cette
artère ce qui ne pouvait guère appartenir qu'à
l'aorte. Nous n'avons jamais observé d'anévrysme
de la mammaire interne, et de tels exemples doivent

être rares dans les fastes de la science. Mais, en semblable circonstance, les signes fournis par l'auscultation devraient être bien autres que ceux que l'on rencontre à l'occasion d'anévrysmes de la crosse aortique. Si cette maladie est au-dessus des ressources de l'art, l'anévrysme de la mammaire interne est accessible à des moyens chirurgicaux.

Anévrysme de la crosse de l'aorte long-temps méconnu ; tumeur occupant le côté gauche du thorax : mort par asphyxie.

Un capitaine au long cours, âgé de 44 ans, d'un tempérament nervoso-sanguin, d'une forte constitution, est depuis long-temps sujet à des douleurs rhumatoïdes vagues, sans fièvre et qui prennent quelque intensité durant l'hiver, ou quand il est à la mer, exposé à être mouillé. Il nous consulte pour cette indisposition, qui ne l'empêche nullement de vaquer à ses affaires. La coloration de la face, la surexcitation générale du système vasculaire nous déterminent à prescrire une abondante saignée du bras, et un régime plus sévère que celui habituellement suivi par le capitaine. Un mois après, le bâtiment qu'il commande fait voile pour le Brésil, et dans une traversée devenue pénible par les mauvais temps, les douleurs rhumatismales se réveillent ; cette fois, elles ont cessé d'être erratiques. C'est vers le côté gauche du thorax et de l'épaule qu'elles demeurent fixées. En revenant en France, le navire fait naufrage, et, pendant trois jours consécutifs, M.... est dans l'eau pour veiller au sauvetage de la cargaison. De retour à Cette, lieu de sa résidence, il se fait, à diverses reprises, appliquer des sangsues au siége, et se soumet enfin à un traitement rafraîchissant. L'hiver suivant, une toux sèche, profonde, venant par paroxysmes réguliers, et dont il fait remonter l'origine aux fatigues qu'il a éprouvées durant ses dernières campagnes, reparait avec ténacité, et s'accompagne d'une difficulté de respirer continuelle. Le malade est essoufflé pour le plus léger exercice, ne peut se coucher que sur le côté gauche; le système capillaire artériel de la face est partout injecté. Toujours sous la préoccupation d'une affection rhumatismale, il désire faire usage des bains et douches sulfureuses. C'est au commencement de l'été qu'il se rend à Montpellier pour savoir de nous vers quel établissement thermal il lui sera avantageux de se diriger; son médecin ordinaire l'accompagnait dans la visite qu'il nous fit, et déjà plus de neuf mois s'étaient écoulés depuis l'époque du naufrage. A la première vue du capitaine, sa respiration pénible et courte nous porta d'abord à présumer l'existence d'un emphysème pulmonaire; mais quelle fut notre surprise, et ajoutons notre regret, lorsque, découvrant la poitrine, nous trouvâmes une voussure considérable à gauche, étendue du cartilage de la première côte aux trois suivantes!

Les portions osseuses des troisième et quatrième arcs costaux, pris de leur jonction avec les cartilages, sont en partie abrasées. La main placée sur la saillie synchondro-costale est soulevée par de violents battements, en isochronisme avec ceux du pouls. L'auscultation immédiate fait reconnaître un bruit sec, clair, ayant de l'analogie avec celui de râpe, mais avec une sorte de *crescendo* à mesure qu'on approche l'oreille du sommet de la poitrine. Au-dessous de la clavicule, le bruit augmente de force et de raucité ; l'absence du mouvement vibratoire, si commun dans la dilatation anévrysmale, nous fait considérer cet anévrysme comme saxiforme. Siégeant en partie dans la région précordiale, le bruit anévrysmal n'empêche pas néanmoins de distinguer le double battement du cœur ; mais il est sourd et comme étouffé, surtout en comparaison du bruit anévrysmal. Toute la région occupée par la tumeur donne un son mat. Dans la région thoracique droite, le bruit respiratoire est faible, mais développé en arrière et à gauche de la poitrine. Il y a du râle muqueux avec ronflement. Le pouls vibrant, régulier, bat de soixante-dix à soixante-seize fois par minute. Les fonctions digestives s'exécutent normalement, et le consultant ne se plaint que d'avoir l'haleine courte, et d'être à la veille, dit-il, de perdre la respiration. Inutile de faire observer que nous combattons le projet des bains

sulfureux. Nous convenons avec notre confrère qui,
bien que sur les lieux et voyant journellement le
malade, dont il était l'ami, avait partagé notre
intempestive sécurité, qu'il faut en toute hâte
commencer le traitement de Valsalva modifié, et
administrer de la digitale en poudre. Tardive déter-
mination! Les accidents marchent avec une déso-
lante rapidité. La tumeur, d'abord confinée à
gauche de la poitrine, se propage à la partie antérieure. Les vaisseaux aériens sont comprimés, et
après une agonie longue et cruelle, durant laquelle
le sujet conserve la plénitude de ses facultés intel-
lectuelles, il rend le dernier soupir.

L'autopsie cadavérique n'a point été faite.

Est-il donc rationnel de rattacher aux douleurs
rhumatismales la cause de cet anévrysme de l'aorte?
Mais, tout en admettant leur puissante influence
sur la production des anévrysmes internes, nous
pensons aussi qu'elles doivent avoir une marche
aiguë et s'accompagner de fièvre. Quel marin parvenu à l'âge du capitaine, et après de longs voyages
sur mer, n'a éprouvé des douleurs du genre de
celles dont il se plaignait, quand pour la première
fois il vint nous consulter? D'ailleurs, s'il en avait
déclaré le siége à la poitrine, il est probable que
nous aurions eu recours à la percussion et à l'auscultation. La circonstance du naufrage, si elle n'a
été cause déterminante de la maladie, et il ne nous

répugne point de l'admettre, a au moins imprimé
à l'anévrysme une marche rapide, ou par l'inquié-
tude morale, ou mieux encore par les fatigues
physiques dont le capitaine a été accablé, et c'est
à cet événement que lui-même rapportait les premiers phénomènes graves. Peut-être qu'à la suite
d'un effort violent, et pendant qu'il travaillait au
déchargement de son navire submergé, il s'est
opéré une déchirure dans la membrane moyenne
ou interne de l'aorte.

Il est un aveu qui ne nous coûte pas à faire,
puisqu'il n'est que l'expression de la vérité : c'est
que, l'anévrysme moins tardivement diagnostiqué,
un traitement actif et méthodique eût au moins
prolongé la vie de l'homme dont nous venons de
tracer l'observation.

Nous possédons encore d'assez nombreux matériaux tendant à faire connaître les diverses et importantes modifications dans la symptomatologie,
suivant que l'anévrysme envahit la totalité de la
courbure sous-sternale, ou seulement une région
isolée du vaisseau ; nous devons cependant renoncer
à grossir notre travail de ces nouveaux faits, et en
voici la raison. La plupart nous ont été commu-
niqués, et en les compulsant, les relisant avec
attention, nous trouvons, pour les uns, à côté de
détails anatomo-pathologiques circonstanciés et
même satisfaisants par leur précision, un laconisme

dans l'étude clinique, qui laisse trop à désirer ;
quant aux autres, dont la partie séméïotique est
complète, les résultats cadavériques sont presque
nuls, et les pièces qui nous ont été transmises ont
déjà été l'objet de plusieurs dissections qui ont détruit les rapports. Nous voulons toutefois mentionner
un exemple d'anévrysme aortique ayant son siége
limité à la concavité de la crosse, lieu où il se
manifeste rarement.

Dans l'hiver de 1837, on porte à l'amphithéâtre
de l'école-pratique de Montpellier le cadavre d'un
sexagénaire, dont les membres inférieurs sont infiltrés. Il est facile de constater l'existence d'une
ascite et d'un hydrothorax. Partout les téguments
présentent une teinte ictérique très-prononcée, qui
s'étend aussi aux conjonctives. L'ouverture de la
poitrine nous offre un développement extraordinaire
de la paroi inférieure de la crosse aortique, exer-
çant une compression sur le tronc de l'artère pulmonaire et non loin de l'endroit où elle se bifurque.
Celle-ci a perdu près d'un tiers de sa capacité
ordinaire. Un tissu cellulaire peu consistant permet, à l'aide d'un manche de scalpel, de séparer
l'aorte de l'artère pulmonaire, sans intéresser aucun
de ces vaisseaux. La crosse de l'aorte, ouverte par
sa partie supérieure, nous donne la facilité d'apprécier toute l'étendue de la poche anévrysmale,
remplie de caillots sanguins. En acquérant cette

amplitude insolite, on s'aperçoit que la paroi inférieure de l'artère est le siége d'une altération profonde ; dans plusieurs points, les tuniques moyenne et interne sont ulcérées et même détruites ; de nombreuses concrétions cartilagineuses et calcaires sont placées entre ces deux tuniques. La celluleuse, partout distendue, amincie, constitue la poche anévrysmale ; et là où la tumeur présente le relief le plus saillant, elle comprime l'artère pulmonaire, dont la perte d'épaisseur est telle, que tout fait présumer que, si la vie de l'individu s'était prolongée durant quelque temps encore, l'anévrysme se fût ouvert dans l'artère pulmonaire. Les poumons nous ont frappé par leur peu de développement, que nous ne pouvons attribuer au liquide épanché dans la poitrine : ils étaient comme atrophiés, et l'on en trouve peut-être la cause en songeant que l'artère pulmonaire recevait ici une quantité de sang moindre qu'à l'ordinaire. Les ganglions bronchiques étaient très-engorgés, spécialement vers la racine du poumon gauche.

Les données que nous avons pu recueillir sur ce sujet nous ont appris qu'il venait de temps à autre à l'hôpital, qu'il y faisait de courts séjours, présentant les signes caractéristiques d'un catarrhe pulmonaire chronique, avec des recrudescences passagères dont le symptôme dominant était toujours la difficulté de respirer. Des évacuations générales peu abondantes, des moyens simples calmaient les accidents. Nous n'avons pu rien savoir quant aux résultats fournis par l'auscultation.

Dans la plupart des cas dont nous avons été témoin et que nous venons de faire connaître, l'anévrysme de la portion ascendante ou de la crosse de l'aorte était unique. Il importe de distinguer les tumeurs anévrysmales doubles ou multiples, développées sur le même tronc artériel, de celles qui n'en sont que des renflements accidentels. Et en effet, que le sac ne soit point soutenu par les parties voisines, ou que la tunique celluleuse amincie cède dans un point, la tumeur sera surmontée par une sorte de relief ou par plusieurs; que, par suite de l'abrasion des os, l'anévrysme aortique fasse saillie à l'extérieur de la poitrine, il deviendra bilobé, la partie la plus étendue de l'anévrysme restant dans le thorax et communiquant avec celle devenue extérieure par un collet ou pédicule. Nous avons eu occasion d'observer ces expansions de la tumeur entre la clavicule et la première côte, entre celle-ci et le troisième espace intercostal gauche. Ces tumeurs secondaires, après un certain temps, se confondent, se réunissent quelquefois avec la tumeur principale, et le plus souvent cette disposition annonce que la rupture du sac est prochaine.

L'anévrysme de la courbure sous-sternale, limité à la partie supérieure ou convexe, et se montrant à la partie inférieure du cou, n'offre pour l'ordinaire qu'une seule tumeur que l'on dirait greffée sur le vaisseau ; et nous n'omettrons point de faire remarquer que quelquefois l'espace qui sépare la tumeur du sternum est si considérable, qu'elle se détache d'une manière si nette de l'aorte, que l'on peut être dans l'incertitude pour établir le véritable siége de l'anévrysme. Hodgson rapporte qu'en semblable occurrence on proposa la ligature de l'artère carotide pour cause d'anévrysme ; mais la dissection montra qu'il était placé dans la courbure aortique, à l'origine du tronc brachio-céphalique.

C'est à la partie antérieure de la crosse que l'on trouve quelquefois des tumeurs surajoutées à la poche anévrysmale. Voici un exemple que nous empruntons au *Bulletin de la Société anatomique de Paris* (mars 1840) : M. Barthe présente, au nom de M. Lapre, un cas de dilatation anévrysmale de l'aorte, existant chez un homme de 58 ans, d'une forte stature, ayant servi pendant dix ans comme carabinier, et s'étant toujours bien porté. Cet homme fit, il y a trente ans, une chute de cheval et tomba sur la poitrine. Depuis lors, il éprouva des palpitations, quitta le service et se fit maréchal. Elles devinrent de plus en plus fortes, et il y a deux ans et demi qu'il fut contraint de cesser son travail. C'est en mai 1839 qu'il consulta le docteur Lapre, qui, reconnaissant un anévrysme de la crosse de l'aorte, le soumit au traitement de Valsalva. Deux mois après apparurent deux tumeurs de la grosseur d'un œuf de pigeon, placées de chaque côté, entre la clavicule et la première côte. Quinze jours plus tard, deux semblables tumeurs se montrèrent entre la première et la deuxième côte, et deux autres se développèrent aussi à peu d'intervalle entre la deuxième et la troisième. Ces tumeurs firent des progrès durant douze ou quinze jours, se rapprochèrent, et en janvier 1839 elles n'en formaient plus qu'une. Cette tumeur acquit un diamètre de seize à dix-huit millimètres, une saillie de onze à quatorze millimètres. Le 10 août, la peau devint violette, une petite escharre se forma, et sa chute fut suivie d'une hémorrhagie de cinq cents gramm. Le 22 du même mois, une nouvelle hémorrhagie de trois ou quatre litres put être arrêtée par une légère compression; mais, le 5 septembre, la chute d'une large escharre gangréneuse entraîna une hémorrhagie mortelle. A l'examen de la pièce anatomique, on vit naître de la paroi antérieure de la crosse de l'aorte un prolongement cylindrique dont le pourtour avait contracté des adhérences avec la paroi thoracique antérieure. La partie moyenne du sternum était détruite, et, à son défaut, la tumeur immédiatement accolée à la peau. Par suite de cette destruction partielle de l'os, plusieurs côtes étaient mobiles et dépourvues d'articulations antérieures. Au-dessous de la crosse , l'aorte reprenait son volume naturel.

Il est une espèce d'anévrysme qu'il nous a toujours répugné d'admettre sur parole , malgré l'imposante autorité des noms scientifiques qui l'ont reconnue. Une occasion de dissiper nos doutes s'étant présentée, nous la mentionnerons , et c'est de l'anévrysme mixte interne , spontané (*anevrysma herniam arteriæ sistens*) , que nous voulons parler. Nous entendons , avec la plupart des auteurs (1) , par anévrysme mixte interne , celui dans lequel la tunique interne du vaisseau , seule intacte , fait saillie entre les deux autres, rompues ou divisées.

Nous avions, à diverses reprises, dans nos leçons ou dans des actes de l'Ecole , manifesté peut-être plus que du doute sur la possibilité de l'anévrysme mixte interne , sans nier néanmoins dans quelque dilatation anévrysmale ancienne l'extension graduelle de la tunique interne, extension s'accom-

(1) Nous disons la plupart des auteurs , car quelques-uns restreignent la dénomination d'anévrysme mixte interne à la rupture de la tunique moyenne ou propre. C'est ainsi que M. Breschet considère l'anévrysme en question, comme résultant d'un éraillement ou solution de continuité du feuillet moyen de l'artère et d'une dilatation de la membrane interne, engagée à travers la déchirure des fibres de cette membrane pour former hernie. Cette manière d'envisager cette espèce d'anévrysme n'est-elle point la seule aujourd'hui rationnellement admissible?

plissant en même temps qu'un même phénomène avait lieu dans les deux autres. Nous ajoutons que, celle-ci rompue dans une certaine étendue, l'interne ne pouvait être apte à s'opposer, à résister à la force impulsive du sang, surtout dans un vaisseau comme l'aorte. On nous objectait les expérimentations du grand Haller, cherchant à produire des anévrysmes herniaires chez des grenouilles; mais, tout en reconnaissant l'importance des vivisections, nous estimons que leurs conséquences, leurs applications ne doivent pas parfois, sans inconvénient, se rapporter à la physiologie ou à la pathologie humaines. Certes, il ne faut pas être très-versé en anatomie comparative pour apprécier la différence qui, sous le rapport de l'organisation, probablement aussi des propriétés vitales, existe entre le système artériel des batraciens et celui de notre espèce. Enfin, pour ébranler notre opinion et chercher à nous ramener à celle généralement reçue, il nous a été présenté une pièce conservée dans l'alcool et qui, il faut l'avouer, semblait, au premier aspect, probante contre nous. L'anévrysme occupait le côté gauche de la crosse aortique, en dehors de la naissance de la sous-clavière, et dans une étendue de treize millimètres. Un éraillement des membranes celluleuse et fibreuse laissait apercevoir ce que l'on regardait comme la membrane interne, et elle en avait bien toute l'apparence.

K

Toutefois, pour en être certain, force était d'ouvrir l'artère, et c'est ce qui fut fait. Nous distinguâmes alors qu'il existait une rupture de ce feuillet, et même plus prolongée que pour les deux autres. Les bords de la déchirure, que nous n'aperçûmes qu'en procédant avec précaution et lenteur, étaient soudés, réunis avec l'espèce de pseudo-membrane suppléant ici l'interne. De quelle nature était donc cette première, si tant est qu'elle fût une pseudo-membrane formée à la suite d'une artérite ? Etait-elle due à de la lymphe plastique ? Nous n'oserions l'affirmer. Nous serions porté à la regarder comme une portion de fibrine du sang, disposée en canal, pour rétablir la continuité de l'artère. Ce tissu membraniforme était mou, peu résistant, et ne pouvait imposer qu'une digue impuissante à l'effort du sang. Hâtons-nous d'ajouter que le sujet n'a point succombé à l'hémorrhagie. Des concrétions calcaires étaient abondamment disséminées dans la crosse aortique et dans d'autres parties du système artériel (1).

---

(1) Combien nous eussions désiré qu'un dessin fidèle de ce que nous avions sous les yeux, et qui nous a si vivement intéressé, vînt démontrer comment cette sorte d'opercule membraniforme se confondait avec la tunique interne, et porter dans l'esprit des autres ce qui est si voisin de la conviction, si ce n'est une conviction elle-même ! Mais, facile à voir, la chose ne pouvait, au dire d'un habile artiste, être reproduite d'une manière satisfaisante.

Au reste, Béclard, préoccupé de quelques doutes sur le sujet qui nous occupe, avait soumis à un scrupuleux examen ces pièces qui figurent au muséum de la Faculté de médecine de Paris, pièces que beaucoup d'écrivains citent, sans les avoir jamais vues, et comme preuve très-authentique de l'anévrysme mixte interne. Béclard ne partageait pas cette opinion. Mais, nous le répétons encore, les faits de ce genre demandent, pour ne pas être dupe des apparences, de minutieuses investigations. Qu'on les multiplie dans des circonstances semblables, et l'on cessera de redire sur la parole d'autrui ce qui peut être au moins contesté. Gardons-nous cependant d'être exclusifs et de rejeter sans appel ce que les uns ont adopté *à priori*, et les autres par l'observation de la nature. Sans chercher à concilier des opinions disparates, ne se peut-il qu'à la suite d'une plaie par piqûre faite à une artère, la pointe très-ténue de l'instrument ait lésé les membranes externe et moyenne, sans atteindre l'interne qui vient faire hernie à travers les deux autres? Mais, encore une fois, il faut admettre que le vaisseau n'a été blessé que dans une très-petite partie de sa surface. Enfin, qui ne sait que les espèces d'anévrysmes mixtes ont été arbitrairement multipliées, et que Callisen, entre autres, en admet de nombreuses?

Revenons aux anévrysmes de la crosse de l'aorte,

parmi ceux de l'arbre artériel, les plus fréquents. Et, en effet, n'y est-elle pas prédisposée par ce coude qu'elle forme et qui la rend moins extensible que la portion du vaisseau à laquelle elle succède? On sait, d'ailleurs, que les courbures tendent à augmenter les frottements des globules sanguins contre les parois artérielles, puisque partout où elle présente une courbure, il s'opère, à chaque contraction du cœur, un redressement du vaisseau en ce point.

Ce que nous avons déjà mentionné de l'étiologie à l'occasion de l'anévrysme de l'aorte ascendante, s'applique à la crosse. Peut-être que les causes traumatiques ont ici plus d'action, bien que d'autres causes d'une toute autre nature concourent à la production de la maladie.

Quant à ce qui regarde la symptomatologie, les troubles fonctionnels se multiplient et varient en proportion des connexions plus étendues de la crosse que de la portion ascendante. D'autre part, plus l'aorte s'éloigne de son origine et cesse d'être aussi profondément située, plus les chances sont favorables pour un diagnostic exact. Néanmoins, pour parvenir à ce résultat, n'est-il pas une condition presque indispensable, celle relative à la tumeur anévrysmale qui doit avoir acquis un volume suffisant, afin que la colonne sanguine vienne retentir contre les parois thoraciques? Et, qu'on ne l'oublie point, quand ce phénomène a lieu, le mal est

déjà avancé; il a atteint le deuxième degré. L'on
peut poser en principe que, sauf un développement pathologique considérable et insolite de la
totalité du cœur, le bruit anévrysmal de la crosse
aortique, soit qu'il résulte de l'anévrysme vrai ou
faux, bruit qui est ordinairement celui de soufflet,
se perçoit plus distinctement que dans les cas d'anévrysmes à l'origine de l'aorte. La distance séparant
sa courbure de sa naissance permet à une oreille
tant soit peu exercée de saisir isolément le double
mouvement cardiaque de celui de l'anévrysme, ce
qui n'arrive pas toujours, quand celui-ci, plus rap-
proché du cœur, est absorbé par les bruits qu'il
produit dans la systole. Faut-il donc le répéter encore, le bruit anévrysmal est plus clair, plus prolongé dans une certaine étendue du sternum ou des
côtes; c'est un battement simple qui éclate avec
une sorte de sifflement particulier. Pour le frémissement cataire ou le bruit de râpe, leur siége le
plus ordinaire est en dedans et sous les clavicules.
L'anévrysme faux consécutif s'accompagne de ce
bruit de soufflet, analogue à celui que l'on rencontre dans les anévrysmes externes. Qu'un dépôt
fibrineux abondant obstrue en partie le sac, le
bruit est sourd, étouffé; on dirait une espèce d'écho
lointain. Il peut même se faire que l'auscultation
ne transmette qu'une sensation presque imperceptible; que l'on percute alors la région correspon-

dante à l'anévrysme, on y découvrira de la matité.

Le frémissement cataire que nous venons de signaler appartient plus particulièrement à l'anévrysme vrai, et ne se rattache guère au faux que quand la tumeur fait saillie à travers le sternum ou les espaces intercostaux. Il nous a toujours paru moins distinct que dans les dilatations anévrysmales de la crosse.

Si la tumeur sort de la poitrine par le sommet de cette cavité ou par une voie artificielle, on distingue au toucher et même à la vue des battements isochrones à ceux du pouls. Il est une disposition congénitale de la crosse se trouvant située au niveau de l'échancrure sus-sternale, dont il convient d'être prévenu pour éviter une erreur dans laquelle nous sommes tombé, et voici à quelle occasion : chez une femme de moyen âge, atteinte d'une de ces phthisies aiguës marchant avec une effrayante rapidité, nous vîmes la malade dans un redoublement de fièvre hectique. Ce qui nous frappa surtout, ce fut la force des battements de la crosse aortique ; au lieu de ce frôlement, caractère normal du système artériel, le bruit par sa violence faisait mal à l'oreille. Nous crûmes qu'une dilatation anévrysmale compliquait la phthisie. Un nouvel examen nous confirma dans cette pensée. L'autopsie cadavérique ne tarda point à nous détromper, en nous montrant que, par suite d'un état naturel, la convexité de la crosse aortique confrontait avec le bord supérieur du sternum. La surexcitation fébrile des organes circulatoires contribua encore à notre méprise.

Les phénomènes morbides généraux, dépendant des anévrysmes de la crosse, diffèrent en raison de leur siége. Occupent-ils la convexité du vaisseau, se propageant librement vers la région cervicale, sans déplacement des troncs artériels qui naissent de cette région de l'aorte, la maladie peut exister durant assez long-temps, sans entraîner de graves accidents. L'on a vu des tumeurs anévrysmales, développées du côté de la paroi antérieure de l'aorte, déplacer, user, détruire en partie le sternum ou les cartilages costaux qui s'y insèrent, sans que la manifestation des symptômes révélât le danger de l'affection. Il n'en est point ainsi lorsque le sac anévrysmal occupe la partie postérieure ou la concavité de l'artère. La compression de la trachée, de l'origine des bronches, des cordons nerveux, explique la nature des accidents.

Quand la tumeur anévrysmale, volumineuse, comprime les conduits aériens, le râle sibilant se déclare, et la voix a changé graduellement de timbre. L'enrouement est survenu, mais sans ce caractère strident qui apparaît dans la phthisie laryngée par exemple; avec le progrès de l'anévrysme, la voix s'éteint, et le malade coasse plutôt qu'il ne parle.

La respiration devient pénible, courte, sèche, profonde; la dyspnée est ici un des traits saillants du mal, et malgré sa continuité elle est soumise à l'influence des modificateurs extérieurs, au premier rang desquels nous plaçons la température atmosphérique. Ces véritables paroxysmes sans intermittence régulière ne sauraient être confondus avec des attaques d'asthme. Qu'une grosse bronche soit comprimée, ce qui arrive le plus souvent à gauche, le bruit respiratoire cesse là où l'action mécanique s'opère, et il faut recourir à la percussion pour retrouver la sonoréité au-dessous de l'endroit comprimé.

Parfois l'expectoration est muqueuse, plus rarement l'on voit des crachats striés de sang. Leur abondance annonce une bronchite chronique.

L'anatomie pathologique nous apprend comment la compression de l'anévrysme sur la trachée-artère agit, tantôt (et cette disposition est la plus ordinaire) en détruisant quelques cerceaux ; tantôt, au contraire, ceux-ci restant intacts, c'est le tissu fibreux membraniforme les séparant qui est seul intéressé par de petites perforations donnant lieu à des pneumorrhagies ; plus tard, ces ouvertures partielles se réunissent à une seule, livrant passage au sang lors de la rupture de la tumeur anévrysmale. Dans cette dernière catégorie, qui est loin d'être commune, la tumeur est bi ou multi-lobulée. Le docteur Ferralle a consigné, dans la *Revue de Dublin*, un exemple curieux et qui a été reproduit par les *Archives médicales*. Une femme, admise à l'hôpital Saint-Vincent, est atteinte d'aphonie et de dyspnée ; elle expectore du sang en petite quantité, elle meurt dans la nuit, après une abondante hémoptysie. A l'autopsie cadavérique, on voit qu'il existe deux sacs anévrysmaux considérables naissant de la crosse de l'aorte : l'un près l'artère sous-clavière gauche, et collé contre la trachée dans laquelle il s'est ouvert ; entre elle et le sac sont quatre ouvertures cribriformes, situées dans les intervalles des anneaux de la trachée-artère, entièrement sains. Le second anévrysme était situé plus bas, et comprimait l'artère pulmonaire.

Dans ces lésions de la respiration, inhérentes à certains modes d'anévrysmes de la crosse aortique, on présume bien que la circulation du sang doit subir une fâcheuse influence. Or, voici ce que quelques observations assez nombreuses nous ont mis à même de constater. Dans la dyspnée, le pouls est petit, comprimé, accéléré. Quand la tumeur porte sur le tronc brachio-céphalique, ou sur l'origine de la sous-clavière gauche, le pouls de ce côté cesse d'être en isochronisme avec l'opposé, moins développé, il peut même advenir qu'il ne batte qu'après lui. Parfois il faut l'explorer avec soin pour l'apprécier, car il est à peine sensible.

Dans quelques anévrysmes, la circulation s'accomplit normalement. L'observation clinique n'a-t-elle pas démontré que l'état morbide du cœur exerce une action plus puissante sur la circulation, que celle que lui imprime le système artériel, aussi à l'état pathologique ?

Pouvoir saisir, dans les anévrysmes de l'aorte, quelques connexions entre la respiration et l'état du pouls, nous a semblé digne d'intérêt : et d'abord, nous nous sommes dirigé, pour nos explorations, d'après les données que le docteur Double indique dans son traité de séméïotique générale ; puis nous nous sommes servi d'une montre à secondes, et après des recherches multipliées nous ne sommes parvenu à aucun résultat satisfaisant, et nous n'avons pu établir par des chiffres exacts le rapport des pulsations du pouls avec le nombre des inspirations. Il y a presque autant de variétés que d'individus sur lesquels on observe. Au reste, il importe de joindre ici la percussion à l'auscultation, pour reconnaître si la dyspnée est symptomatique ou essentielle.

Depuis long-temps l'aphonie a été considérée comme appartenant à quelques anévrysmes de la crosse de l'aorte. Quand donc, et comment ce symptôme se manifeste-t-il ? L'on répète qu'il est le résultat de la compression ou du tiraillement des nerfs récurrents. Néanmoins le droit ne peut guère être comprimé que dans le cas d'un anévrysme de ce côté; quant au gauche, il est en rapport avec la crosse de l'aorte. Ne nous abuserions-nous point, en présumant que les vivisections, plutôt que des observations d'anatomie humaine, ont accrédité l'idée de la pression mécanique des nerfs laryngiens inférieurs, comme déterminant l'aphonie ? Pour nous éclairer à ce sujet, nous avons, après l'étude clinique d'individus anévrysmatiques, examiné, sur leur cadavre, les organes de l'innervation qui servent à la phonation, organes que le désordre fonctionnel nous autorisait à croire lésés. Ces investigations avaient pour nous plus d'intérêt encore, depuis qu'un homme dont le savoir inspire la confiance, Arnold, a écrit sur la pathologie du nerf pneumo-gastrique; et suivant le professeur de Zurich, ce serait le nerf accessoire qui serait le nerf vocal. Le résultat de nos recherches sur plus de douze personnes atteintes d'anévrysmes thoraciques, nous a appris d'abord que très-rarement l'aphonie est complète; quelquefois les malades n'articulent des sons que très-faiblement, ils parlent à voix basse. Dans une occasion où nous jugeâmes que la tumeur occupait la région gauche de la crosse, la voix avait perdu graduellement sa force et son volume habituels, bien que la parole fût distincte. Le sac anévrysmal comprimait le nerf récurrent; nous l'enlevâmes pour l'étudier plus à loisir. Eh bien ! il n'existait aucune altération apparente dans l'organisation du nerf. Dans une autre circonstance, où la voix n'était que rauque, le pneumo-gastrique gauche, avant son passage de ce côté, était aminci, aplati par une tumeur anévrys-male. L'atrophie de la pulpe médullaire était sensible, et pour mieux la juger, nous comparâmes les deux nerfs entre eux : celui du côté sain offrait un volume deux fois au moins supérieur à celui de son congénère. Les rameaux, naissant au-dessous de l'endroit indiqué, partageaient le mode d'altération du tronc dont ils émanaient. Quant à nous, nous n'avons point trouvé dans les nerfs laryngés inférieurs la cause de l'aphonie et de l'altération de la voix : le rétrécissement de la trachée-artère, et l'engorgement hypérémique de la muqueuse qui tapisse les voies aériennes, nous ont semblé rendre plutôt raison de ces phénomènes morbides. Muller *(Physiologie du système nerveux)* affirme que la section du nerf récurrent et celle du nerf vague, au cou, ne paralysent que d'une manière incomplète le mouvement des petits muscles laryngés; la voix s'éteint pour reparaître au bout de quelques jours, parce que le laryngé supérieur exerce encore son influence.

Dans les anévrysmes de la crosse aortique accompagnés d'hypertrophie du ventricule gauche du cœur, coïncidence qui est, sans contredit, la plus fréquente, on voit survenir assez souvent des congestions et des hémorrhagies cérébrales. Le foie , comme organe d'hématose , est aussi le siége de congestion et d'hypérémie.

La douleur est le résultat de la distension des parties voisines , et elle devient presque nulle quand celle-ci ne s'exerce point. Lorsque le sac a comprimé, déplacé l'œsophage, la déglutition, plus ou moins difficile , s'accompagne d'une sensation déchirante, se prolongeant dans une grande étendue du rachis. La régurgitation des gaz devient insupportable. La douleur est térébrante , quand la poche anévrysmale est en contact avec les os qu'elle finit par détruire ; une portion de la tumeur proéminent à l'extérieur, la douleur se calme pour un temps. Si la poche est développée de manière à comprimer les cordons nerveux qui vont former le plexus brachial, la douleur d'abord très-vive est ensuite remplacée par un état d'engourdissement. Elle peut simuler la névralgie intercostale, quand la poche envahit les espaces intercostaux.

Enfin, deux sujets, chez lesquels la maladie assez avancée ne permettait aucun doute sur sa nature , furent pris spontanément d'un froid glacial, sans tremblement. Chez l'un d'eux , il se prolongea près de deux heures et demie. Nous avouerons que, quoique cet épiphénomène ait été noté et signalé par quelques auteurs, Cruveilhier entre autres, nous crûmes d'abord à une fièvre intermittente algide , et nous étions décidé à administrer le quinquina, quand, revenu auprès du patient, nous trouvâmes le froid terminé et nous pûmes acquérir la certitude que cet accident n'avait rien de commun avec les fièvres d'accès. Chez un des sujets, l'anévrysme faisait saillie au sommet de la poitrine ; pendant la durée du froid, la tumeur s'accrut rapidement par l'ingurgitation d'une nouvelle quantité de sang dans la poche anévrysmale. Quand la chaleur revint à la périphérie du corps, la tumeur diminua pour recouvrer son volume primitif.

Nous ne nous occuperons pas de l'hydropisie des cavités splanchniques, thoracique et abdominale, considérée comme symptomatique de l'anévrysme de la crosse aortique. Nous adoptons entièrement la pensée du professeur Andral , quand il dit que ce n'est, en quelque sorte, qu'exceptionnellement que cet anévrysme donne lieu à des collections de liquides, soit dans les séreuses, soit dans le tissu cellulaire : ajoutons que, quand la leucophlegmatie survient, elle est le résultat le plus ordinaire de la compression d'un tronc veineux.

Le diagnostic de la tumeur anévrysmale confinée dans le thorax devient , malgré la sagacité du médecin, un sujet de doute, d'incertitude, et voici principalement dans quelle circonstance : des tumeurs de diverse nature naissent dans le médiastin,

y prennent un grand développement; nous citerons
celle désignée par les Anglais sous la dénomination
de *malignant tumour*, et qui ne sont que des productions encéphaloïdes. La série des symptômes se
rattachant à leur présence vient ajouter encore à
l'illusion : ainsi, elles produisent la dyspnée , une
toux se déclarant par quintes avec crachats peu
abondants, écumeux et rarement sanguinolents.
La position du malade est celle qu'il affecte dans
l'anévrysme ; pour prévenir la suffocation, il est
placé sur son séant, le corps fléchi en avant. La face
est livide par l'effet de l'injection des capillaires
veineux. A l'aide de l'auscultation , on s'assure de
la pureté et de l'étendue du bruit respiratoire ,
comme de celui du cœur et des gros vaisseaux qui
est à l'état normal. Le pouls est remarquable par
son accélération (1). Un kyste hydatifère , contenant

---

(1) Nous avons trouvé , sur une femme morte dans le
dernier degré de la cachexie cancéreuse, des productions
encéphaloïdes circonscrivant la portion ascendante de
l'aorte sans diminuer son calibre. Il y a peu de temps que
sur un homme de 40 ans, apporté à Saint-Eloi, et mort
quelques heures après, nous avons vu l'artère pulmonaire
embrassée par une tumeur du volume d'une grosse noix et
paraissant faire corps avec ses parois ; elle était de nature
squirrheuse, le vaisseau n'était pas sensiblement rétréci,
mais sa face interne était dépolie et comme ulcérée. Une
des valvules sigmoïdes était détruite. Cette pièce nous a
été présentée par le docteur Benoît, qui l'avait recueillie,
et à qui je dois la note que je viens de transcrire. Nous

des acéphalocystes, et situé à la partie antérieure
de la poitrine, ne peut-il donc, pressant sur le cœur
et l'aorte, simuler l'anévrysme de celle-ci ? Le sens
de l'ouïe vient encore efficacement au secours de
l'observateur. Une ectopie accidentelle du cœur,
consécutive à une collection séreuse purulente ou
sanguine (nous ne parlons ici que de l'hémothorax
non traumatique), peut encore en imposer. Toutefois
la perception des pulsations cardiaques dans une
région où cette perception est insolite, d'un autre
côté les signes de l'épanchement, constituent les
éléments d'un diagnostic différentiel de quelque
exactitude. Enfin, le pneumo-thorax, repoussant,
déplaçant le cœur et l'aorte, devient une cause
d'hésitation quant au véritable caractère de la maladie, et voici à ce sujet un fait qui nous a semblé
fort singulier. Le docteur Reikem, de Voltera,
rapporte qu'un marbre lourd et volumineux tomba
sur la tête et l'épaule gauche d'un jeune scieur de
long. Le crâne fut fracturé, et, par contre-coup,
le cœur déplacé et transporté d'emblée au côté droit
de la poitrine. Au bout de deux mois il revint à sa
position naturelle. Cette transposition coïncidait avec
un pneumo-thorax du côté gauche, qui disparut à
mesure que le cœur reprit sa place. (*Gazette médicale, tom.* v, *septembre* 1837.)

restons sans renseignements sur les symptômes qui ont
existé pendant le cours de la maladie.

Les sacs anévrysmaux ne sont pas les seules tumeurs qui luxent, perforent, détruisent les os pour
se faire jour à l'extérieur du thorax. D'autres,
de nature toute différente, amènent un semblable
résultat, et, quoique la tumeur soit alors rendue
accessible à la vue et au toucher, il peut y avoir
de l'ambiguité. Admettons l'existence d'une masse
encéphaloïde greffée ou accolée à la partie antérieure de la crosse aortique, elle transmettra à la
main qui l'explore les battements qui lui sont com-
muniqués par le vaisseau. Ici les pulsations doivent
être étudiées, analysées avec grande attention. Dans
l'anévrysme, elles arriveront plus clairement, plus
distinctement à l'oreille, sauf l'obstruction du sac
par des couches fibrineuses denses. Les auteurs
répètent que, dans le cas de tumeur anévrysmale,
il existe un double mouvement alternatif d'épa-
nouissement et de resserrement, tandis que, pour la
tumeur non anévrysmale, on ne trouve qu'un soulèvement de masse, bien différent de celui régulier
d'expansion et de retrait. Dans l'anévrysme comprimant la tumeur, vous la faites diminuer, vous
la réduisez. La douleur est parfois assez caractéristique. Les malades accusent derrière le sternum,
ou du côté des trois ou quatre premiers cartilages
costaux, une sensation gravative qu'ils comparent
à une sorte de soubresaut, ou à la détente d'un

L

ressort élastique qui viendrait frapper contre les parois de la poitrine (1).

Ceux qui ont écrit sur l'anévrysme n'ont pas manqué de signaler les effets fâcheux qu'il entraîne par la compression exercée sur les parties voisines. Ils offrent le spectacle d'une destruction lente, progressive, profonde, à côté d'efforts conservateurs, et quelquefois même d'un travail de réparation, mais le plus souvent impuissant. N'est-ce pas par une solidarité vraiment providentielle, qu'on voit un tissu en remplacer un autre de nature hétérologue, qu'on voit une partie scléreuse, musculaire ou osseuse suppléer à une portion artérielle détruite dans une assez grande étendue? On dirait que l'anévrysme s'approprie les organes avec lesquels il est en contact, et au milieu de curieuses métamorphoses de tissu et d'immenses désordres, on concevrait

---

(1) A n'envisager la chose que sous le point de vue théorique, l'on ne saurait comprendre comment, devenue extérieure et en quelque sorte sous-cutanée, une tumeur aortique puisse donner le change pour une tumeur humorale, et comment on y a intempestivement plongé un instrument. Il n'y a pas d'abord de blâme assez sévère pour le téméraire, nous n'oserions dire l'homme inhabile, capable d'un tel méfait. Mais l'indulgence remplace bientôt ce premier sentiment, quand, au lit du malade, on voit des praticiens d'une vaste expérience hésiter et rester dans le doute, alors que l'anévrysme n'est pas agité de pulsations. C'est surtout le cas d'appliquer cet adage : *Dans le doute abstiens-toi.*

difficilement la persistance de la vie, si l'on ne
songeait que l'organisme arrive par une sorte d'assuétude à supporter ces altérations qui nous frap-
pent d'étonnement.

L'usure, la destruction des systèmes sont en
raison inverse de leur force élastique; aussi, les
parties molles offrent-elles plus de résistance que
les dures, le périoste plus que les os. Sur plusieurs
portions du squelette, nous avons étudié à loisir et
montré à nos disciples les effets de la compression
anévrysmale, et nous ne craignons pas d'affirmer
que l'ostéite ne joue ici aucun rôle. Jamais, après
des recherches patientes et variées, nous ne sommes
parvenu à saisir la moindre trace d'un travail
inflammatoire. Cette abrasion qui nous occupe est
une véritable nécrose. Privé de ses matériaux nutri-
tifs par la pression, l'os meurt et devient un corps
étranger. Parmi les os ainsi abrasés, nous mentionnerons les troisième et quatrième vertèbres dorsales
d'un homme dans la force de l'âge, qui portait un
énorme anévrysme de la crosse aortique. Il nous a
été impossible de conserver ces vertèbres qui tom-
bèrent en poussière, et il en a été ainsi de la plupart des os recueillis en semblable circonstance et
avec un certain degré d'usure. Pressés, sans que la
main exerce une grande force, aussitôt ils se bri-
sent, et ils semblent réduits aux seules molécules
calcaires qui ont perdu leur cohésion.

Dans les anévrysmes de la crosse aortique, la mort survient par compression ou par hémorrhagie. La rupture est plus fréquente dans les anévrysmes de la portion ascendante que pour ceux de la crosse; elle advient plus souvent quand la tumeur est située à l'extérieur, que lorsqu'elle est contenue dans le thorax. L'ouverture du sac anévrysmal s'opère tantôt par la déchirure des téguments, tantôt par la chute d'une escharre. Quelques auteurs placent dans la première catégorie les anévrysmes qui s'ouvrent dans le péricarde, la plèvre, et dans la seconde, ceux qui s'ouvrent à la surface du corps ou dans les cavités tapissées par les membranes muqueuses.

La rupture est la conséquence des progrès de la maladie ou d'une cause accidentelle, et ici figurent les efforts violents portant sur les membres supérieurs. La tumeur se rompt parfois encore, durant des quintes de toux convulsives, ou dans l'acte de la défécation.

Suivant la région du vaisseau où la maladie s'est développée et accrue, on a vu l'anévrysme s'ouvrir dans la cavité pleurale péricardique, dans le médiastin, la trachée-artère, la bronche gauche, l'artère pulmonaire et dans l'œsophage. Ce conduit peut être lésé, soit par la pression directe de l'anévrysme, soit par des cerceaux de la trachée-artère, qui finissent par pénétrer dans l'œsophage après avoir ulcéré ses parois. Dans la majorité des cas, la mort est la suite instantanée d'une hémorrhagie foudroyante. Mais il en arrive quelquefois autrement, et ces cas sont exceptionnels : ainsi, il se fait une sorte de filtration du sang à travers une ou plusieurs ouvertures étroites, et alors l'agonie se prolonge.

Il est des maladies essentiellement mortelles, où nous sommes réduits à déplorer l'impuissance de la nature et les bornes de l'art, et s'il est quelques exceptions heureuses, susceptibles peut-être d'être controversées, elles sont trop rares pour infirmer cette proposition. En serait-il donc ainsi des anévrysmes de la portion ascendante et de la crosse aortique, ne révélant leur existence qu'à une période déjà avancée, qui ne permet pas l'application de cet axiome : *Principiis obsta?* Et nous aussi, nous avons cru à la possibilité de la guérison radicale des anévrysmes intra - thoraciques ; mais la réflexion, l'étude, et mieux encore, ce que nous croyons, l'expérience, nous ont rendu sceptique en semblable matière, sans oser toutefois nier ce que d'autres ont cru et ont voulu prouver. Pour ne pas, sous le rapport thérapeutique, fataliser les anévrysmes, alors qu'ils ne le sont que trop ; afin de ne pas émettre un doute, une négation même, là où d'autres laissent encore concevoir quelque espérance, cherchons à apprécier les guérisons spontanées ou réputées telles pour les anévrysmes dont le siége est dans la poitrine ; et comme ici l'art a pour but d'imiter la nature, nous parlerons des moyens curatifs qu'il emploie, afin que l'on juge du degré de confiance qu'il mérite d'inspirer.

Nous nous occuperons d'abord des anévrysmes faux, n'ayant que peu de chose à dire des vrais, au point de vue du traitement.

Un principe peu contesté dans l'histoire des anévrysmes n'est-il pas que, pour les guérir radicalement, l'interruption définitive du cours du sang dans l'artère, au point où existe la tumeur, devient une condition indispensable ? Par quel procédé l'oblitération du vaisseau s'accomplit-elle (1) ? par l'adhésion des parois de l'artère réduite plus tard en un tissu ligamenteux, ou par la présence d'un coagulum, de concrétions formées aux dépens du sang.

L'oblitération complète d'une artère importe, pour le maintien de la vie dans les parties où elle distribue le sang, la nécessité d'une circulation collatérale supplémentaire. Cette condition ne sau-

_____

(1) Est-il besoin de rappeler que nous ne parlons ici que de ces lésions organiques artérielles qu'on appelle anévrysmes ? On connaît quelques exemples assez rares dans la science pour y être comptés, et démontrant, dit-on, clairement que la solution de continuité d'une artère, d'un certain calibre, peut se guérir sans l'oblitération du vaisseau.

rait avoir lieu pour la partie ascendante de l'aorte,
puisque aucun vaisseau n'est fourni par elle. D'ailleurs, son voisinage du cœur serait un obstacle à
une oblitération qui deviendrait elle-même un accident mortel. Quant à la crosse, la plupart des rétrécissements extrêmes ou des oblitérations presque
complètes observées, portent sur les vaisseaux qui
en naissent, spécialement le tronc innominé, et par
suite sur la courbure sous-sternale elle-même. Il
faut convenir que la plupart des exemples avérés
d'imperméabilité complète ou presque de la crosse
aortique ont, eu égard au siége, un caractère de
fixité bien digne de remarque. Or, ce siége n'est-il
pas au-dessous du canal ou du ligament artériel,
alors que le conduit de dérivation pulmo-aortique,
ne recevant plus de sang, s'efface? C'est pour préciser anatomiquement la région où l'oblitération se
rencontre, que nous dirons qu'elle a lieu vers la
terminaison de la crosse, là où elle se continue avec
la portion descendante du vaisseau, c'est-à-dire en
dehors de l'artère sous-clavière gauche. Nous
venons de signaler deux circonstances importantes:
la conservation du canal artériel, ou son absence.
Ce caractère devient, non un signe infaillible, mais
une présomption pour juger si l'oblitération de
l'aorte est congénitale ou accidentelle. Ce signe a
plus de valeur que celui tiré de l'examen des artères
collatérales voisines d'un tronc rétréci ou oblitéré.

Il semble tout d'abord naturel de penser que les vaisseaux collatéraux doivent numériquement être en rapport avec l'ancienneté du rétrécissement. Mais A. Meckel fait remarquer que, peu de temps après, une diminution considérable dans la capacité du vaisseau, la quantité des anastomoses est de beaucoup supérieure à ce qu'elle sera plus tard, alors qu'avec le temps celles-ci se réduisent à un petit nombre, reproduisant ainsi une disposition qui se rapproche davantage de celle qui est normale. Cette proposition ainsi énoncée nous semble par trop absolue, et demande à être modifiée suivant les époques de la vie à laquelle elle survient : ainsi, dans la jeunesse, les anastomoses sont nombreuses et persistent pendant long-temps. Les rétrécissements de l'aorte sont moins fréquemment la conséquence d'une phlegmasie, que de l'existence de caillots sanguins d'une grande densité, disposés de manière à remplir le vaisseau. Mais ce qui advient ordinairement pour les anévrysmes de l'aorte avec ce qu'on appelle guérison spontanée, nous montre l'oblitération de la poche anévrysmale, l'artère continuant à être perméable au sang. Il y a donc ici un double phénomène à étudier : d'une part, déposition d'un coagulum sanguin ; de l'autre, absorption de ce coagulum, et retour du sac anévrysmal ou de l'artère sur lui-même.

La déposition de masses fibrineuses est favorisée

par la lenteur de la circulation, l'étroitesse de
l'ouverture mettant en communication la poche
anévrysmale, et enfin, les aspérités de la tunique
interne qui a perdu ses propriétés naturelles par
lesquelles l'action circulatoire du liquide est aidée.
Hâtons-nous de le dire, cette coagulation du sang,
loin d'être un résultat de la vie, suppose au contraire l'absence de toute vitalité. Malgré l'opinion de
Hunter, pour qui la coagulation du sang était un
phénomène vital, désireux de mettre à profit les
nombreuses occasions d'étudier, sur des individus
placés dans des circonstances différentes d'âge, de
tempérament et de maladies, les caillots sanguins,
nous y avons vainement cherché des vaisseaux semblables à ceux que l'on découvre dans les pseudo-
membranes et que l'on parvient même à y injecter.
Voici, néanmoins, ce que nous avons constaté, et
qui pourrait induire en erreur si l'on ne répétait
avec soin les observations de ce genre : sur des
sujets vigoureux, dont le sang est doué d'une grande
force plastique, on distingue parfois, dans les masses
de coagulum confusément entassées, des traînées
sanguines liquides, placées assez régulièrement dans
des portions fibreuses rétiformes et ayant quelque
ressemblance avec ces globules sanguins que l'on
remarque dans l'embryon du poulet et durant l'in-
cubation, globules préexistant aux vaisseaux et
disposés en courants sanguins. Ces stries ne sont,

suivant toute apparence , que des globules de sang
se coagulant plus tard.

Voilà donc une sorte d'opercule fibreux bouchant
le sac anévrysmal. Mais cet état est-il définitif, et
n'arrive-t-il pas une époque où le travail de l'absorption s'opère et où l'artère revient sur elle-même?
L'accumulation du coagulum a soustrait, jusqu'à
l'instant où il commence à être absorbé, le sac à
cette force expansive qui agissait sur lui. Mais ou
le coagulum persiste, ou il est absorbé ; et alors ,
le sac vidé, peut-on admettre que l'artère soit susceptible de recouvrer cette contractilité dont la
lésion doit figurer en première ligne dans la pathogénie des anévrysmes? N'y a-t-il pas, dans celui
désigné sous le nom de faux, destruction de la
tunique interne, et le plus souvent de la moyenne,
à laquelle l'élasticité du vaisseau est comme inhé-
rente? Il semble difficile de concevoir le retour
d'une faculté, quand la membrane où elle réside
manque dans une certaine étendue, ou est le siége
d'une altération organique. On concevrait le retour
de la contractilité artérielle, en supposant, et ceci
est une hypothèse, qu'au lieu de la déchirure de
la membrane moyenne, celle-ci a conservé son intégrité et qu'il n'y a eu que lésion fonctionnelle.

Enfin, il est une disposition signalée par quelques auteurs et qui ne saurait s'appliquer à l'aorte,
disposition en vertu de laquelle des caillots con-

densés dans l'artère y forment un canal artificiel,
à parois lisses, permettant à l'ondée sanguine de
circuler et interrompant toute communication avec
l'anévrysme.

Tous les faits colligés en preuve de l'oblitération,
ou, ce qui est plus commun, d'un rétrécissement
arrivé au point de réduire l'aorte à de très-petites
dimensions, démontrent surabondamment qu'une
grande partie du sang, distribuée hors du thorax,
à travers l'aorte, trouve une déviation collatérale
suffisante dans l'artère sous-clavière et les intercostales (1).

_____

(1) Nous avons examiné le cadavre d'une vieille femme
phthisique, dont l'aorte nous a présenté exactement, à
la région indiquée, une oblitération presque complète.
Nous disons presque complète, puisque nous pouvions
introduire dans l'artère un tuyau offrant le volume de
celui de la seringue d'Anel. Là, il y avait froncement de
l'artère, où l'on voyait des plis longitudinaux, sans vestige d'un ancien coagulum, sans un atome, même aux
environs, d'une molécule de concrétion calcaire. Sur ce
corps, qui avait été assez grossièrement injecté, les artères intercostales, mammaire interne et épigastrique,
communiquaient par des branches à volume triple de celui
qui est normal ; mais ce qui attira surtout notre attention,
ce fut une belle anastomose entre la cervicale transverse
et les branches postérieures des intercostales, disposition,
au reste, déjà mentionnée dans de semblables circonstances. Cette belle pièce d'étude, que le hasard fit tomber
en des mains novices encore, ne put être conservée ; mais
nous l'avons démontrée publiquement.

Mais quelle induction, applicable à la guérison spontanée des anévrysmes, peut-on tirer de ces faits? Les caractères anatomiques rapportés par les auteurs, à l'occasion de l'oblitération de l'aorte thoracique, car ici nous sommes réduit à ne nous appuyer que sur des caractères de cette espèce, laissent-ils apercevoir quelque trace, quelque léger vestige d'une ancienne tumeur anévrysmale? La réponse est douteuse, et nous sommes tenté de considérer l'interruption du cours du sang dans une petite étendue de l'aorte, comme la conséquence d'une affection lente, de toute autre nature que celle qui fait le sujet de ce travail. Que si le sac anévrysmal est borné à une partie du vaisseau, sans comprendre la totalité du tube artériel, l'on ne peut se refuser, dans ce cas, à reconnaître la possibilité d'une guérison spontanée; c'est-à-dire, que la tumeur présentant une sorte de digue au sang par l'accumulation des masses fibrineuses, il continue à circuler dans l'aorte. Qu'on nous permette de rappeler ici la description d'une pièce d'anatomie pathologique dont l'histoire a été rapportée dans le *Journal des sciences médicales et chirurgicales* de Philadelphie (novembre 1826): nous devons la connaissance du fait au docteur Will Darach. La pièce montre les vestiges d'un anévrysme de la partie supérieure de la crosse de l'aorte, la portion inférieure de la courbure de ce

vaisseau étant restée saine. L'artère carotide gauche, remplie par un caillot, diminue peu à peu de
volume jusqu'à son origine. Le tronc innominé sort
de la matière sécrétée, recouvrant la surface de
l'anévrysme sur lequel il est implanté. Ce vaisseau
est rétréci, au point que son canal est complétement
oblitéré. Les artères thyroïdiennes inférieures droite
et gauche, dont le volume est augmenté, établis-
sent, par leurs anastomoses, la communication de
l'artère sous-clavière droite, et suppléent ainsi,
pendant la vie, au défaut de circulation dans l'artère innominée. Le sac anévrysmal est rempli d'un
caillot formé de nombreuses couches appliquées les
unes sur les autres dans sa partie supérieure, et
bouchant complétement l'orifice des artères carotide gauche et innominée.

Ce fait nous paraît exceptionnel, en ce sens
du moins que, quand un anévrysme occupe une
artère volumineuse, la partie inférieure du sac
éprouve presque toujours une diminution de capacité. Guthrie prétend même que l'artère est complétement fermée au-dessous de l'anévrysme.

Qui ne connaît le fait que rapporte Georges
Young, de la guérison spontanée d'un anévrysme de
la crosse aortique? Nous ne pouvons voir, dans le
cas dont il s'agit, qu'un anévrysme du tronc innominé à sa naissance, anévrysme qui a dû nécessairement intéresser la région de l'aorte d'où provient

cette artère. Je pense toutefois, dit Hodgson qui relate le fait avec détail, que le sac avait plutôt commencé à l'origine de l'artère innominée.

La différence qui existe entre l'anévrysme vrai et le faux suffit pour faire comprendre comment, dans la première espèce, la guérison spontanée ne saurait s'effectuer, à moins de supposer toutefois l'oblitération de l'artère par la déposition de concrétions calcaires.

Provoquer, favoriser, dans l'intérieur du sac anévrysmal, la formation d'un coagulum sanguin, telle est l'indication qui se présente, et l'art, pour la remplir, emploie des moyens qui, en diminuant la masse du sang, ralentissent le mouvement circulaire. Ici donc se place naturellement la méthode de Valsalva et d'Albertini, son compagnon d'études et son collaborateur; méthode qu'ils conçurent en commun, et c'est même le dernier qui la fit connaître dans les commentaires de la Société des sciences et arts de Bologne. Pratiquer plusieurs saignées à de courts intervalles, astreindre le malade à un régime très-sévère, telle est la base de ce traitement. Si, comme on ne peut le révoquer en doute, c'est principalement sur les spoliations sanguines que l'on compte pour obtenir un caillot salutaire, n'y a-t-il point, entre le but à atteindre et le moyen mis en usage, quelque chose qui implique contradiction ? Des émissions sanguines larges ou multipliées, en diminuant le sang dans sa quantité, l'empêchent d'affluer en si grande abondance dans la tumeur anévrysmale, et c'est là une circonstance favorable pour que le caillot se forme. Mais, d'un autre côté, la privation du sang, dans des proportions considérables, modifie dans sa qualité, ses principes, celui qui reste. C'est une vérité que nous ne faisons que rappeler ; et qu'est-ce que la coagulation, sinon une décomposition de la partie solide et fluide du sang, une séparation de la fibrine, entrainant avec elle le cruor ? N'est-ce pas aussi la fibrine qui constitue le caillot ? Eh bien ! les saignées répétées, jointes à une alimentation strictement suffisante pour entretenir la vie, sont des causes réelles d'anhémie, de cet état qui exerce une si grande influence sur la composition ou la crâse du sang ; en d'autres termes encore, la fibrine diminue en proportion de l'augmentation du sérum, et n'oublions point que la fibrine est en petite quantité dans le fluide sanguin. Les grandes spoliations sanguines tendent aussi à diminuer sa force plastique, et alors il cesse d'être de la chair coulante, comme le disait Bordeu ; il n'est plus seulement impropre à la coagulation, mais il caractérise un véritable état morbide. Dans les altérations portées spontanément dans les affinités vitales et organiques de nos humeurs, dans ce que d'autres ont appelé chimie vivante, enfin dans la défibrination du sang, des symptômes graves éclatent. La vie est-elle donc compatible avec ce fluide réduit à son sérum, ses globules et sa matière colorante? La faiblesse dans laquelle sont plongés, à la suite des saignées, les individus atteints d'anévrysme, constitue par elle-même l'imminence morbide. L'absorption devient plus active. On est prédisposé à contracter des affections régnantes, qui, légères dans une autre circonstance, cessent de l'être ici, parce que le sang, qui est la vie, est épuisé, et qu'il n'y a plus de force réactive.

Allons au-devant d'une objection qu'on ne peut manquer de nous adresser : c'est que la théorie, le raisonnement sont impuissants devant l'autorité des faits, et ceux-ci ont prouvé que la méthode de Valsalva a fait avorter des anévrysmes naissants, en a guéri qui étaient avancés, et pallié ou fait rétrograder plusieurs autres. Admettons les deux dernières propositions comme l'expression de la vérité, mais n'ajoutons pas la même foi aux premières. En effet, si, à leur début, dès leur origine, les anévrysmes internes se dérobent à l'observation, se développent clandestinement; si le malade n'en est le plus souvent averti que lorsque le mal a fait des progrès, comment le faire disparaître, l'enrayer? Si, dès le principe, un anévrysme trahit sa présence par quelques signes qui ne permettent pas de le méconnaître, ce n'est là qu'un cas tout-à-fait fortuit, rare, duquel il ne faut pas arguer.

Nous avons lu, analysé, commenté bon nombre d'observations où le succès a, nous assure-t-on, couronné l'emploi de la méthode de Valsalva ; mais, nous l'avouerons, il s'en faut que cette lecture ait porté dans notre esprit ce degré de conviction intime qui ne permet pas d'accès au doute. Parmi les faits, nous avons dû nous attacher de préférence à ceux publiés par des hommes d'une incontestable célébrité ; et, par exemple, quel écrivain, s'occupant de la méthode de Valsalva et traitant des anévrysmes internes, ne s'appuie de l'autorité de Pelletan pour constater des cures radicales ? Dans le premier volume de la Clinique de l'ancien chirurgien en chef de l'Hôtel-Dieu, on lit diverses histoires d'anévrysmes aortiques faisant saillie à l'extérieur du thorax, et qui, à la suite d'un traitement habile, ont disparu plus ou moins complétement. Mais, dans la plupart de ces observations, la mort n'a été que retardée. C'est beaucoup obtenir de l'art, il faut en convenir ; toutefois il n'a fait que pallier. La troisième observation intitulée : anévrysme du tronc de l'aorte à sa sortie du cœur, guéri par la méthode de Valsalva, nous montre tout le résultat qu'on peut obtenir de ce mode de traitement. Un homme de 61 ans portait, au côté droit de la poitrine, une tumeur avec pulsations très-fortes dans une circonférence

d'environ six pouces (nous citons textuellement).
L'urgence de la maladie et la vigueur du sujet
décidèrent au traitement suivant : dans les quatre
premiers jours, on prescrivit huit saignées, de
trois palettes le matin et de deux le soir. Le cinquième jour, les douleurs et les pulsations étaient
beaucoup diminuées ; mais, le pouls conservant
encore de la plénitude, on fit une saignée de deux
palettes. Le septième jour, la tension du pouls fit
recourir à une saignée d'une palette le matin et
d'autant le soir. Le malade fut mis à une diète
rigoureuse. Ce traitement eut en huit jours un effet
merveilleux. Les douleurs et les pulsations dispa-
rurent ; la faiblesse du malade n'ôtait rien de son
état de santé, et après vingt-huit jours de traitement il quitta l'hôpital. Pendant plus de deux ans,
il a joui d'une parfaite santé, ne conservant de sa
maladie qu'une pulsation légère et profonde, à
l'endroit où la crosse de l'aorte fait sentir ses battements dans l'état le plus naturel. Au bout de ce
temps, il a succombé à une fluxion de poitrine, et
nous ajouterons que l'autopsie cadavérique n'a point
été faite. Nous avons rapporté cette observation
comme la plus concluante de celles qui figurent
dans l'ouvrage de Pelletan, et on trouvera peut-être
qu'il y manque quelque chose pour reconnaître là
ce caractère authentique d'une guérison radicale.

Dans plusieurs de nos classiques, on reproduit

encore, en faveur de la méthode qui nous occupe, un fait consigné dans la *Médecine opératoire* de Sabatier, et à l'occasion d'un anévrysme très-volumineux, situé au-devant de l'extrémité humérale de la clavicule, et survenu chez un officier à la suite d'un coup d'épée dans l'aisselle. Ici le traitement de Valsalva guérit radicalement le malade; mais il n'y a guère de similitude entre une lésion traumatique artérielle et une lésion organique, comme il en existe dans l'anévrysme entre l'axillaire accessible à des applications topiques, à la compression, et l'aorte placée profondément dans la poitrine et rapprochée du centre circulatoire.

Si la méthode de Valsalva ne mérite qu'une confiance limitée, quand il s'agit de cure radicale pour les anévrysmes internes, elle produit d'heureux et soudains résultats, bien propres à en imposer et à faire croire à la guérison d'une maladie à laquelle elle n'imprime réellement qu'une marche rétrograde. Nous avons vu des tumeurs anévrysmales anciennes et multiples de la courbure sous-sternale aortique, tumeurs ayant détruit par abrasion une partie du sternum, de quelques cartilages costaux et de ces arcs eux-mêmes, pour proéminer en dehors de la poitrine; nous les avons vues, par une sorte de retrait rapide, redevenir intérieures et ne faire sentir que de profondes pulsations. Sur un sujet qui nous avait offert un changement aussi extraordinaire, et qui succomba long-temps après néanmoins des suites de l'anévrysme, voici ce que nous avons noté lors de la nécropsie qui fut faite sous nos yeux. On cherchait vainement la trace des tumeurs multiples; le sac anévrysmal était unique, et occupait le côté droit de la crosse. Dans le lieu où les tumeurs secondaires avaient momentanément formé relief pendant la vie, la tunique celluleuse était remarquable, dans une assez grande étendue, par sa minceur et son extensibilité. Elle ne présentait, vue à l'intérieur, rien qui rappelât les tuniques moyenne ou interne, tandis que dans la vaste poche anévrysmale apparaissaient des débris de ces tuniques : elles étaient diloriquées, suivant l'expression de Lancisi. Pendant l'existence, le sang, qui avait formé les tumeurs secondaires, s'était porté dans la région de la poche que nous venons de signaler, celle qui offrait le moins de résistance, et où la membrane externe n'était plus soutenue par celles qui, dans l'état naturel, sont sous-jacentes. Un traitement anti-phlogistique, poussé avec énergie et persévérance, amena la coagulation du sang, et ce qui mérite surtout d'être noté, c'est que l'adhérence du coagulum sanguin était plus intime et plus solide dans l'endroit où la tunique celluleuse était accidentellement dénuée de soutien. Par une heureuse prévoyance, la nature avait suppléé, par la force d'adhésion du caillot, à ce qui manquait à l'artère, en l'absence des deux autres membranes qui la composent.

Est-il besoin de dire qu'on ne saurait donner une formule absolue, relativement au nombre des saignées à pratiquer, au temps qui doit les séparer, à la quantité de sang à soustraire ? Tout est relatif au tempérament, aux modifications que lui imprime le genre de vie, à l'âge du sujet, à la tolérance de l'organisme pour les émissions sanguines générales, au volume, à l'ancienneté de l'anévrysme et à l'intensité des accidents qu'il entraîne. Encore une fois, dans ces saignées copieuses ou souvent répétées, la spoliation du liquide, loin d'être un phénomène isolé, a du retentissement dans l'économie entière, et combien il est ici facile de dépasser le but au lieu de l'atteindre ! L'hypérémie asthénique, pour parler le langage des modernes, devient souvent comme la conséquence d'un sang qui a perdu sa plasticité. Bientôt se manifestent des congestions passives, et, sans même être trop abondantes, les saignées favorisent la diathèse séreuse. Par opposition, dans certains cas rares et tout-à-fait exceptionnels, il se manifeste une disposition particulière, une richesse du sang, suite d'une élaboration spéciale, et chez de tels individus il faut savoir borner à propos les saignées.

Quel praticien ne sait que quelques idiosyncrasies semblent réfractaires aux émissions sanguines générales, même modérées? Et, ce qui nous a frappé, c'est que ces individus étaient éminemment pléthoriques et peu nerveux. Chez un homme de 62 ans, vrai type du tempérament sanguin, et qui, depuis trois ans, était atteint d'un anévrysme de la crosse aortique, avec destruction des cartilages des trois premières côtes droites, force nous fut de nous restreindre, à notre grand regret, à une seule saignée, où le malade ne perdit guère en tout que deux palettes de sang. Un état de spasme indéfinissable, auquel succédèrent bientôt des mouvements convulsifs, fit rejeter au malade la phlébotomie que d'ailleurs nous ne crûmes pas prudent de renouveler. Il fallut quelque temps attendre le mouvement de réaction circulatoire, et cependant il n'y eut pas de syncope. Au lieu des battements du cœur, on ne ressentait qu'un frémissement irrégulier qui nous inquiétait. Pendant quelques jours le sujet fut dans un état de malaise fâcheux.

Nous avons plus fréquemment rencontré chez les hommes que chez les femmes, chez les individus sanguins ou nerveux que chez ceux d'un autre tempérament, ces contre-indications à la saignée générale, que les locales ne peuvent remplacer.

Barthez a parlé en savant et en habile praticien de l'influence du système nerveux sur le sang, influence qui ne se fait pas seulement ressentir sur le système capillaire, quoiqu'elle y soit plus active,

mais aussi sur les gros vaisseaux. Quelques auteurs,
Lobstein entre autres, admettent la présence d'un
gaz nerveux susceptible de se mêler au sang, d'en
augmenter le volume et d'être évacué par la saignée;
c'est, ajoute-t-il, comme si l'on pratiquait une saignée. Sans admettre la présence d'un gaz qui n'est
nullement démontrée, il reste toujours comme fait
pratique, que chez quelques personnes la soustrac-
tion du sang, même en petite quantité, amène un
état ataxique du système nerveux, état qui se prolonge plus ou moins et s'annonce par des symptômes
plus ou moins alarmants.

Chez un homme fort, atteint d'un anévrysme
ancien de l'aorte, à la partie supérieure de la
crosse, une saignée de moins de deux cent cinquante grammes causa pendant environ quinze jours
la perte presque absolue de la vue, et, malgré un
amendement évident dans les symptômes de l'anévrysme, le malade ne voulut plus se soumettre à
une nouvelle phlébotomie.

La préférence généralement accordée à la saignée
du bras s'explique ici par la facilité d'apprécier la
quantité du sang extrait, et de mieux juger de ses
qualités. Il n'est pas non plus indifférent d'ouvrir le vaisseau plus ou moins largement, pour
obtenir en peu de temps une quantité de sang
assez considérable. On a appliqué au traitement
des anévrysmes internes la méthode des grandes

ouvertures veineuses pratiquées dans le principe, alors que le sang est plus riche qu'il ne le sera par la suite : c'est ainsi qu'on a voulu tourner au profit de la maladie, provoquer même, ce que l'on regarde assez ordinairement comme accident: nous voulons parler de la syncope qui arrive dans les spoliations sanguines abondantes et rapides. La lipothymie est encore favorisée par la position que l'on fait prendre au malade. La défaillance se manifestera plus promptement, s'il reste debout pendant l'opération. Il semble, du reste, naturel de penser que les larges saignées, amenant plus sûrement la syncope, mettent, dans cet état de ralentissement de la circulation, le sang dans des circonstances avantageuses pour obtenir la formation et l'accroissement du coagulum propre à oblitérer le sac anévrysmal. Mais, demanderons-nous, la rapidité avec laquelle s'accomplit la coagulation ne nuit-elle pas à sa perfection ? Que l'on se rappelle encore que les anévrysmes de l'aorte s'accompagnent presque nécessairement de l'hypertrophie du ventricule gauche ; et, si la lipothymie se prolonge, quelques caillots sanguins développés dans les cavités du cœur ou dans l'aorte peuvent avoir des conséquences graves par le trouble qu'ils portent dans la circulation. La syncope elle-même, cette mort apparente que l'on cherche à obtenir, est devenue quelquefois une mort réelle. Un professeur distingué, M. Chomel, a essayé (*Observations par le docteur* Corbin, *chef de clinique à la Charité*), dans l'anévrysme aortique, les saignées poussées jusqu'à la défaillance. Dans trois saignées faites en sept jours, on retira douze livres de sang. Ce fait, dont l'issue a été funeste, est peu propre à encourager, quand on voit, ajoute M. Corbin, que dans une disposition de l'anévrysme la plus favorable, car tel était le cas en question, après des moyens si énergiques et si habilement dirigés, on n'a pas même obtenu une ombre de succès. Ce fut en 1831 que ces observations parurent, et l'année suivante, nous fûmes appelé à donner des soins à un homme âgé d'environ 50 ans, qui portait un anévrysme de la crosse aortique, accompagné de pulsations tellement violentes qu'elles faisaient, pour ainsi dire, mal à l'oreille ou à la main qui exploraient. En théorie, la méthode des saignées jusqu'à la syncope nous parut rationnelle. Nous relûmes le travail de M. Corbin, et, malgré l'insuccès qu'il signale, nous nous décidâmes à essayer du moyen. Le malade, qui sentait la gravité de son état, s'abandonna à nous avec une aveugle confiance. Notre projet était de tirer à peu près deux livres de sang dans une première phlébotomie, que nous voulûmes pratiquer nous-même pour en apprécier le résultat. Le malade, d'un tempérament sanguin, et présentant, malgré ses souffrances, l'apparence de la force, était placé sur une chaise. Nous ouvrîmes largement la veine, et le sang jaillit à plein jet. A peine une livre s'était écoulée que le malade défaillit. C'est ce que nous avions désiré. Mais ce que nous n'avions pas prévu, c'est que la syncope fut longue, et à la veille de devenir mortelle. Toutefois, après l'application de moyens variés et violents, notre homme revint à la vie, et depuis, nous n'avons pas provoqué la syncope en semblable occurrence. Le sujet repoussa toute proposition relative à une nouvelle saignée, et nous le perdîmes de vue. Les émissions sanguines considérables jettent les malades dans un collapsus, un découragement moral, qui les fait reculer bientôt devant la sévérité d'un traitement dont ils avaient apprécié naguère la nécessité et qu'ils consentaient à subir avec persévérance.

Plus on multiplie les saignées, moins le sang est apte à se coaguler, tandis que, d'autre part, en rapprochant les émissions sanguines, on prévient la réaction qui est ici toujours défavorable. L'état du pouls, l'inspection du sang sont des guides à consulter. N'oublions pas aussi que, dans l'ané-vrysme de l'aorte, le pouls est sous l'influence de l'hypertrophie du ventricule gauche du cœur. Chez le vieillard, le pouls est fréquent, dur, et, comme on l'a dit, plutôt gonflé que plein. Ce qu'il importe de distinguer, c'est ce qui tient à la turgescence sanguine, et ce qui est l'effet de la rigidité des tissus. Les vieillards supportent d'ailleurs la saignée mieux qu'on ne le suppose. A cette époque de la vie, l'on sait que les capillaires diminuent en nombre, et perdent de leur énergie vitale ; mais le sang reflue dans les gros vaisseaux. L'examen du liquide tiré de la veine a aussi son utilité, et en général, l'épaisseur de la couenne se trouve en rapport avec la densité du caillot fibrineux. Néanmoins la présence de la couenne est loin d'être toujours un motif suffisant de répéter la saignée ou de la faire plus abondante, puisque souvent le sang, non couenneux à la suite d'une première saignée même copieuse, le devient à celles pratiquées consécutivement. Les indications de répéter la saignée se tirent de la densité du caillot, de l'épaisseur de la couenne et de la rareté du sérum. Nous ne parlerons que de la saignée générale. Cependant on a fréquemment recours à des applications de sangsues, au pourtour ou sur la tumeur, quand les téguments qui la recouvrent sont sains.

Enfin, pour se diriger rationnellement dans l'emploi de la saignée, il faut s'en rapporter à la constitution du sujet et examiner la tumeur. C'est là une source importante d'indications pour renoncer ou insister sur les évacuations sanguines ; mais une considération que le praticien ne perdra jamais de vue, c'est de conserver au malade la possibilité de réagir contre ce concours de causes débilitantes qui sont la base et l'essence du traitement.

L'on nous dispensera de répéter ici par quelle petite quantité de nourriture, graduellement diminuée, le malade doit arriver dans un état de faiblesse tel, qu'il soit, suivant la recommandation de Valsalva, dans l'impossibilité de remuer le bras ou de se mouvoir dans son lit. C'est là un précepte qui ne doit avoir rien d'absolu dans son application. Il nous a paru que les personnes atteintes d'anévrysme interne et déjà avancées en âge supportent plus difficilement encore une diète rigoureuse que des évacuations sanguines répétées, pourvu qu'elles le soient dans de justes bornes.

Une pensée nous échappe malgré nous, et elle n'est pas sans quelque mélange d'amertume. A une époque éloignée de nous, confiant dans le traitement de Valsalva, et ici il ne saurait y avoir de choix, nous nous imaginions que cette méthode amenait quelquefois la guérison radicale des anévrysmes de l'aorte thoracique; des auteurs haut placés dans notre estime, Pelletan et Hodgson surtout, nous entretenaient dans cette persuasion. Quand les circonstances nous ont permis de juger par nous-même, l'expérience nous a conduit à avoir une illusion de moins, en acquérant une triste vérité de plus. Qui n'a d'ailleurs fait, à l'égard de la méthode de Valsalva et d'Albertini, la réflexion suivante ? Avant que des moyens d'investigation, dont s'est enrichie la médecine contemporaine, eussent rendu le diagnostic des anévrysmes de l'aorte pectorale moins sûr, la méthode en question comptait certes de plus nombreux succès qu'on ne lui en accorde réellement aujourd'hui. De là, cette conclusion toute naturelle, qu'on l'appliquait jadis à des maladies réputées anévrysmales, et qui ne l'étaient peut-être point.

Parmi les agents thérapeutiques, vantés dans les anévrysmes internes, nous mentionnerons au premier rang la digitale, que, dans un juste enthousiasme, le professeur Bouillaud appelle l'*opium du cœur*. Nous avons employé cette substance sous toutes les formes, variant son mode d'administration, le plus souvent par ingestion, quelquefois en friction ou par la méthode sous-endermique. Quand l'estomac pouvait supporter la digitale et que les voies digestives n'étaient pas surexcitées, nous la donnions en pilules; et le résultat d'un assez grand nombre d'observations a été que, le plus généralement, elle a ralenti et diminué le nombre des pulsations artérielles. Elle est surtout indiquée, avec quelque chance de succès, quand la diathèse séreuse vient compliquer la maladie.

Sur trois sujets, nous avons employé, durant un temps assez long, l'acétate de plomb, sans obtenir de résultat satisfaisant. C'est graduellement que nous avons porté la dose à trois décigrammes; d'autres l'ont élevée jusqu'à vingt décigrammes en vingt-quatre heures.

Dans la dyspnée considérable et dans ces quintes de toux violentes qui ont un aussi fâcheux retentissement sur la tumeur anévrysmale, nous prescrivons assez habituellement quelques gouttes d'acide cyanhydrique dans de l'eau pure, commençant par quatre gouttes d'acide dans cent vingt-cinq grammes d'eau, et élevant successivement la dose de l'acide cyanhydrique.

C'est avec raison que l'on recommande ici l'emploi répété des laxatifs. Nous avons vu des empiriques, prenant la dyspnée et d'autres symptômes des anévrysmes internes thoraciques pour une affection asthmatique essentielle, recourir aux drastiques les plus énergiques et abuser de la médication purgative. Rapportons, à ce sujet, un fait que nous n'oublierons jamais, quoiqu'il se soit passé depuis plusieurs années. Nous fûmes consulté, à Toulon, par un lieutenant d'artillerie de marine, retraité, homme âgé, débile, tourmenté par une toux opiniâtre et parfois convulsive. Nous reconnûmes qu'elle était symptomatique d'un anévrysme de la crosse aortique, et nous engageâmes le consultant à se faire saigner à des intervalles assez rapprochés et à s'astreindre à un régime sévère. Il conçut difficilement la nécessité d'émissions sanguines, tandis qu'il regardait son état comme la conséquence d'une faiblesse générale. Il tint si peu compte de nos conseils, qu'il s'administra, de son autorité privée,

le remède de Leroy. Pendant une période de deux
mois et demi, l'oppression et la toux diminuèrent
d'une manière marquée. Nous ne rencontrions le
malade que de loin en loin, car nous avions perdu
sa confiance à mesure qu'elle augmentait pour le
remède en question. Il se décida cependant à venir
nous trouver pour nous faire juger de sa position
et nous engager officieusement à user du moyen,
quand nous aurions à traiter des sujets atteints de
la même maladie que lui, maladie dont il ne dou-
tait pas qu'il ne fût guéri. Par reconnaissance
pour le remède de Leroy, il le continua et à dose
plus forte qu'il n'avait jusqu'alors coutume de le
faire; mais cette fois, les symptômes d'une entérite
suraiguë éclatèrent, elle devint mortelle au bout
de dix jours. L'autopsie, en démontrant la présence
de la phlegmasie de la muqueuse des intestins
grêles, avec l'engorgement des ganglions mésentériques, fit voir qu'un anévrysme volumineux occupait la partie supérieure de la crosse de l'aorte;
mais cette dernière affection aurait probablement
permis à cette malheureuse victime du vomitif de
Leroy de pousser plus loin sa carrière.

Les manuluves et pédiluves, pris à une température aussi élevée que peut la supporter le malade,
calment la suffocation, mais leur action est passagère.

Nous n'avons pas négligé en quelques circonstances les préparations opiacées, sans avoir eu à
nous louer de leur emploi.

Pour boisson ordinaire, nous conseillons une limonade avec quelques gouttes d'alcool sulfurique, édulcorée avec le sirop de ratanhia. Cette limonade doit être prise aussi froide que possible.

Quant aux applications extérieures, nous avons observé qu'habituellement la glace est supportée avec peine, qu'elle provoque la toux, et que l'on est souvent dans la nécessité d'abandonner ce moyen. Quand la peau est rouge et à la veille de se rupturer, il convient de recouvrir la tumeur d'un cataplasme froid émollient, arrosé d'eau saturnée. Si le poids gêne, on remplace le cataplasme par des compresses immergées dans une forte décoction de tannin.

Aux médicaments dont nous venons de parler, nous aurions pu en ajouter une série plus étendue, et n'ayant, il faut l'avouer, de commun entre eux que leur peu d'efficacité, dans une maladie où l'art est voisin de l'impuissance pour opérer la cure radicale, mais où il pallie, rend le mal stationnaire et peut même le faire rétrograder.

FIN.

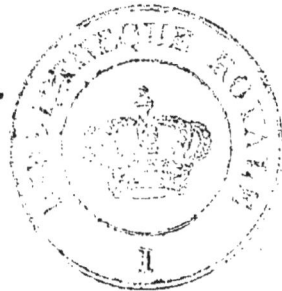